Larga vida a las reinas

BÀRBARA MUNAR TORRES

Larga vida a las reinas

Cumple años de forma saludable
y siéntete llena de energía,
atractiva y radiante

Grijalbo

Papel certificado por el Forest Stewardship Council®

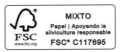

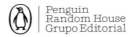

Primera edición: marzo de 2025

© 2025, Bàrbara Munar Torres
© 2025, Penguin Random House Grupo Editorial, S. A. U.
Travessera de Gràcia, 47-49. 08021 Barcelona
© Ramon Lanza, por las ilustraciones

Penguin Random House Grupo Editorial apoya la protección de la propiedad intelectual. La propiedad intelectual estimula la creatividad, defiende la diversidad en el ámbito de las ideas y el conocimiento, promueve la libre expresión y favorece una cultura viva. Gracias por comprar una edición autorizada de este libro y por respetar las leyes de propiedad intelectual al no reproducir ni distribuir ninguna parte de esta obra por ningún medio sin permiso. Al hacerlo está respaldando a los autores y permitiendo que PRHGE continúe publicando libros para todos los lectores. De conformidad con lo dispuesto en el artículo 67.3 del Real Decreto Ley 24/2021, de 2 de noviembre, PRHGE se reserva expresamente los derechos de reproducción y de uso de esta obra y de todos sus elementos mediante medios de lectura mecánica y otros medios adecuados a tal fin. Diríjase a CEDRO (Centro Español de Derechos Reprográficos, http://www.cedro.org) si necesita reproducir algún fragmento de esta obra.
En caso de necesidad, contacte con: seguridadproductos@penguinrandomhouse.com

Printed in Spain – Impreso en España

ISBN: 978-84-253-6930-8
Depósito legal: B-592-2025

Compuesto en Promograff - Promo 2016 Distribucions, S. L.

Impreso en Gráficas 94 de Hermanos Molina, S. L.
Sant Quirze del Vallès (Barcelona)

GR 69308

A mis abuelos Xicu y María

Índice

Introducción: La belleza de envejecer
sintiéndote reina 11

1. Entendamos el envejecimiento femenino 17

2. El banquete de las reinas: nutrición
para envejecer más despacio 29

3. Dieta Reina: una propuesta para la longevidad
femenina 49

4. ¿La clave para vivir más es ayunar y comer
menos? 69

5. Ejercicio y longevidad en la mujer 89

6. La piel: el envejecimiento que vemos 115

7. El sueño y su relación con la longevidad
en la mujer 139

8. El verdadero chip de la juventud está en nuestra
cabeza 163

9. Reinas saludables: suplementos para la vitalidad
y la longevidad 181

10. ¿Cuántos años tengo? La edad cronológica,
la biológica y la percibida 205

Bonus. El santo grial de la juventud 227

Tu viaje hacia la juventud empieza aquí 247

Agradecimientos 249

Notas 251

Introducción

La belleza de envejecer sintiéndote reina

El envejecimiento es un proceso natural e inevitable, una etapa de la vida que todas deberíamos atravesar con tranquilidad y en paz. Sin embargo, en la sociedad actual, envejecer se percibe a menudo como un tema tabú, asociado a la pérdida de presencia, vitalidad y belleza.

Larga vida a las reinas es una oda a la vejez para cambiar esa percepción, y proporciona una perspectiva positiva y constructiva del envejecimiento. Mi objetivo no es prometerte la eterna juventud, sino ofrecerte herramientas y conocimientos para que puedas gozar de una buena salud y envejecer de la mejor manera posible, sintiéndote segura de ti misma, saludable y con energía.

En lugar de luchar contra el paso del tiempo, te invito a aceptar el proceso de envejecimiento y a comprender que, si bien no podemos detenerlo, está en nuestra mano decidir cómo envejeceremos a través de un estilo de vida saludable y consciente.

Un reto importante: las presiones estéticas

Vivimos en una sociedad que glorifica la juventud y la belleza física, lo que ejerce una enorme presión estética en nosotras. Las mujeres que nacimos entre los sesenta y los ochenta del siglo pasado hemos sido la generación que más imperativos de belleza hemos recibido desde muy temprana edad. Nos han bombardeado con imágenes y mensajes que nos dictan cómo deberíamos lucir para que nos consideren atractivas y valiosas. Esta presión no ha desaparecido con la edad; de hecho, estamos viviendo un momento crítico en el que tenemos el riesgo de que se cosifique la vejez, añadiendo presión a esta etapa. Hemos de reivindicar el derecho a envejecer, a lucir las arrugas, canas y manchas del tiempo sin necesidad de disimularlas —si no queremos— porque todas ellas marcan nuestra experiencia y nuestro valor.

La industria y los medios de comunicación tienen el poder de perpetuar el mito de que la juventud es sinónimo de belleza y felicidad, lo que puede llevarnos a adoptar medidas extremas para tratar de mantener una apariencia joven. Sin embargo, diferentes estudios demuestran que no éramos más felices a los 30 años, cuando teníamos una piel perfecta; al contrario, la percepción de felicidad aumenta a partir de los 50.[1] Este incremento puede atribuirse a varios factores: mayor estabilidad emocional, realización de logros personales y profesionales, y una perspectiva más equilibrada de la vida.

Asimismo, las mujeres maduras tenemos mucho que aportar a la sociedad. A lo largo de los años hemos acumulado una gran experiencia y sabiduría que nos convierte en valiosos recursos en diversos ámbitos. Es notable la capacidad para enfrentarnos a desafíos, resolver problemas y ofrecer perspectivas equilibradas.

Solemos desempeñar roles fundamentales en la familia y la comunidad, y actuamos como mentoras, líderes y cuidadoras. La madurez emocional fomenta un entorno más comprensivo y solidario, lo que enriquece a la sociedad con nuestra contribución. Es importante poner en valor el conocimiento y la experiencia que hemos adquirido, dejando en segundo plano la belleza exterior, belleza que, dicho sea de paso, sigue existiendo porque, como mujeres, somos bellas en cualquier etapa de la vida.

Aceptar el proceso de envejecimiento

Aceptar el envejecimiento no significa resignarse a tener una vida menos plena o satisfactoria, al contrario. En estas páginas quiero mostrarte que se trata de abrazar cada etapa con gratitud y sabiduría. Envejecer no debería ser sinónimo de declive, sino de evolución y crecimiento personal. Cada arruga, cada cana, cuenta una historia, refleja experiencias vividas y lecciones aprendidas que no teníamos a los 20 años. Cada etapa tiene sus puntos fuertes, y espero que, cuando acabes de leer este libro, veas los aspectos positivos de envejecer para que, cuando llegue tu momento, abraces la vejez con tranquilidad y gratitud.

Para ello, quiero que comprendas que la edad no define nuestro valor ni nuestra capacidad para disfrutar de la vida. Podemos mantenernos activas, saludables y vibrantes sin importar los años que tengamos. Este libro te ayudará a descubrir cómo puedes influir positivamente en tu proceso de envejecimiento mediante la integración de hábitos saludables y la adopción de una mentalidad positiva. Un buen momento para iniciar los cambios es durante la menopausia.

La menopausia como catalizador del envejecimiento

La menopausia puede ser catalizadora del envejecimiento, es decir, la llama que enciende la mecha de los procesos de la vejez debido a los cambios hormonales significativos que se producen en esta etapa. La disminución de los niveles de estrógeno y progesterona afecta a diversos sistemas del cuerpo, incluyendo la piel, los huesos y el aparato cardiovascular.

Otro aspecto importante es el impacto en el metabolismo y la distribución de la grasa corporal. Durante la menopausia, muchas mujeres experimentamos una redistribución de la grasa hacia el abdomen, lo que no solo influye en la apariencia física, sino que aumenta el riesgo de padecer enfermedades cardiovasculares y marcadores inflamatorios que pueden llegar a tener efectos profundos en la salud y acelerar el envejecimiento.

El estilo de vida es clave

La alimentación y el estilo de vida juegan un papel crucial en cómo envejeceremos, y pueden marcar la diferencia entre una vejez llena de vitalidad y otra con problemas de salud. Una alimentación rica en nutrientes esenciales nos ayudará a prevenir enfermedades crónicas y mantener una buena salud general. Los alimentos ricos en antioxidantes nos permitirán proteger las células del daño causado por los radicales libres, lo que retrasará los signos del envejecimiento, y consumir suficientes proteínas y grasas saludables nos ayudará a mantener la masa muscular y la salud cerebral. Todo ello lo aprenderás de forma sencilla para que puedas ir aplicándolo en tu día a día.

El ejercicio regular es otro pilar fundamental para envejecer con salud. La actividad física no solo ayuda a mantener una composición corporal sana, sino que fortalece los músculos y los huesos, mejora la flexibilidad y el equilibrio, reduce el riesgo de sufrir enfermedades cardiovasculares y fracturas, y mejora el estado de ánimo y la percepción de la vida.

Por último, mantener relaciones sociales fuertes y activas brinda apoyo emocional y sensación de pertenencia, lo cual es vital para tener una mejor vejez. Diversos estudios han demostrado que las personas con una conexión social sólida tenemos una mayor longevidad porque nos proporciona la oportunidad de crear nuevas conexiones y reforzar las existentes.[2] En resumen, cultivar y mantener relaciones sociales es esencial para vivir una vida más larga, saludable y feliz.

El interés creciente por envejecer mejor

En la actualidad existe un creciente interés por envejecer de forma saludable. A medida que aumenta la esperanza de vida, más mujeres buscamos no solo vivir más tiempo, sino mejor. La calidad de vida se ha convertido en una prioridad, y esto incluye mantenernos activas, mentalmente agudas y emocionalmente equilibradas.

El envejecimiento saludable se ha convertido en un campo de estudio y desarrollo importante, con investigaciones y avances en áreas como la nutrición, el ejercicio, la salud mental y la medicina preventiva. Este libro se basa en ellos para ofrecerte una guía práctica sustentada por evidencias que te ayudarán a tomar decisiones informadas y positivas para tu salud y bienestar.

Envejecer no es una sentencia, sino la oportunidad de reinventarnos, aprender y crecer. Aquí encontrarás herramientas y conocimientos para que te sientas joven y enérgica a cualquier edad. Al aceptar el envejecimiento y adoptar un estilo de vida saludable, podemos convertir cada año que pasa en una celebración de la vida.

En estas páginas exploraremos juntas cómo puedes cuidar de tu cuerpo, mente y espíritu, y vivir con propósito y alegría. La vida no se detiene después de los 40. De hecho, puede ser el comienzo de algunas de las mejores y más gratificantes etapas.

Bienvenida a *Larga vida a las reinas*.

1

Entendamos el envejecimiento femenino

El envejecimiento es un proceso natural que se produce de forma paulatina y que comienza al nacer. Su evolución no es lineal; al contrario, es muy lenta en los primeros años de vida y tiende a acelerarse con el paso del tiempo. Los primeros signos de envejecimiento pueden variar entre las personas, pero por lo general empiezan a notarse en la década de los treinta o principios de los cuarenta.

Las primeras señales del paso del tiempo la notamos en la piel, que puede comenzar a mostrar finas líneas de expresión, en especial alrededor de los ojos y la boca. También es común que el cabello se vuelva más fino, menos voluminoso, y es habitual que empecemos a ver las primeras canas hacia los 30 años.

Recuerdo cuando me descubrí la primera. Tenía 29 años. Era por la tarde, me estaba preparando para ir a entrenar. Al principio reaccioné con rechazo, pensando que los mejores años de mi vida habían pasado. ¡Con 29 años! ¿Te imaginas? En ese momento me di cuenta de que podía hacer dos cosas: entrar en un bucle negativo con la idea del envejecimiento y de que mi juventud ya se había acabado o buscar una forma de verlo más positiva.

Así que llamé a mi madre, se lo expliqué y nos reímos un rato de mi monocana y de su colección de cabellos blancos.

Ese fue mi primer signo de envejecimiento. Pero además de estos cambios físicos podemos notar menos energía, que el metabolismo cambia, que nos fallan las fuerzas e incluso pueden aparecer problemas dentales, como la recesión de las encías y el desgaste del esmalte. Sin embargo, envejecer no implica solo cambios físicos, sino que incluye otros psicológicos y sociales que nos abren la puerta a una nueva etapa.

¿Por qué tenemos miedo a envejecer?

En enero de 2024 hice una encuesta a mi comunidad de Instagram en la que participaron más de mil mujeres. A la pregunta de si tenían miedo a la vejez, el 62 por ciento respondió que sí. Eso demuestra que el miedo a envejecer es una sensación común en muchas mujeres.

Partiendo de la idea de que nos pasa tanto a hombres como a mujeres —es decir, que no discrimina por sexo—, es cierto que todavía hoy se tiende a valorar más la juventud y la belleza física en la mujer, lo que nos genera una presión significativa por mantener una apariencia joven. La industria de la moda, el cine y los medios de comunicación exaltan la juventud, y eso provoca que muchas mujeres sintamos miedo a perder el atractivo físico.

A nivel psicológico, muchas definimos nuestra identidad en función de los roles que adoptamos —madre, profesional, mentora, esposa…— y, a medida que envejecemos, podemos sentir que estamos perdiendo una parte esencial de nosotras mismas.[1, 2, 3] También existe el temor a perder la independencia y a depender de otros para realizar las actividades diarias, lo que puede resultar aterrador. En este sentido, el envejecimiento es un recordatorio constante de la finitud de la vida. A medida que envejecemos, la realidad de la muerte se vuelve más tangible, lo que puede generarnos ansiedad y miedo.

Por último, desde un punto de vista biológico y de salud, con la edad aumenta la probabilidad de desarrollar enfermedades crónicas como la artritis, la diabetes, las enfermedades cardiacas o la demencia.[4] Todo ello puede explicar el temor que sentimos a envejecer, pero una vez percibimos los primeros signos del envejecimiento tenemos dos opciones (igual que con la historia de la cana): enrolarnos en el bucle negativo de que estamos acabadas o intentar entender este proceso y buscar estrategias que nos ayuden a prevenir o mejorar todo lo que nos asusta. De hecho, para convencerte de que es fundamental tener una visión positiva de la vejez, te hablaré de un importante estudio que revela que los adultos mayores con percepciones positivas del envejecimiento tienen una mayor longevidad y una mejor salud funcional a lo largo del tiempo.

Este estudio indica que las personas con una visión positiva del envejecimiento vivieron, de media, 7,5 años más que las que tenían una percepción negativa. Estos resultados sugieren que fomentar una apreciación optimista del envejecimiento puede ser una estrategia eficaz para mejorar la salud y prolongar la vida.[5]

¿Por qué las mujeres vivimos más que los hombres?

Vivimos más, es un hecho bien documentado. En España, la esperanza de vida de las mujeres es de unos 86 años, mientras que la de los hombres es de alrededor de 80 años.[6] No podemos quejarnos de nuestra longevidad, somos uno de los países con esperanza de vida más alta, y la compartimos con países como Suiza, Italia o Singapur. Pero el que la tiene más alta en todo el mundo, con una media de unos 84-85 años, es Japón: las mujeres viven una media de 87 y los hombres, 83.[7]

En la Unión Europea, la esperanza de vida de las mujeres es de aproximadamente 83 años, mientras que la de los hombres es de 78 años. A nivel mundial, las mujeres vivimos un promedio de 75 años y los hombres, 70.[8, 9] Lo miremos como lo miremos, nosotras siempre vivimos más. Las razones de esta diferencia son complejas y multifacéticas, ya que incluyen factores fisiológicos, conductuales, biológicos y genéticos.

Factores biológicos y genéticos

Las mujeres tenemos dos cromosomas X (XX), mientras que los hombres tienen un X y otro Y (XY). Esta diferencia genética tiene implicaciones significativas en términos de salud y años de vida.[10]

El cromosoma X contiene entre novecientos y mil cuatrocientos genes, muchos de los cuales están implicados en funciones esenciales para la supervivencia y la reparación del ADN,[11] es decir, algunos son como pequeños ingenieros que trabajan para que todo en nuestro cuerpo funcione sin problemas, y otros genes actúan como mecánicos que se encargan de detectar y reparar daños en las células para que actúen correctamente.

En comparación, el cromosoma Y es más pequeño: contiene entre cincuenta y doscientos genes, la mayoría de ellos relacionados con la determinación del sexo y la producción de esperma, no con la reparación y el mantenimiento de la salud del organismo. Esta diferencia en el contenido genético nos da ventaja biológica a las mujeres, y puede contribuir a una mayor longevidad y resistencia a ciertas enfermedades genéticas.[12]

Hormonas

Las hormonas sexuales también juegan un papel importante. El estrógeno, una hormona predominante en las mujeres, tiene propiedades antiinflamatorias y antioxidantes.

Su efecto antiinflamatorio ayuda a reducir la inflamación en los vasos sanguíneos, lo que reduce el riesgo de padecer enfermedades cardiovasculares. Además, actúa como antioxidante y protege las células del deterioro causado por los radicales libres, moléculas inestables que pueden contribuir al envejecimiento y provocar cáncer o enfermedades neurodegenerativas.[13]

Nuestras hormonas también influyen en la salud del corazón. Durante los años reproductivos, el estrógeno nos ayuda a mantener unos niveles de colesterol saludable y nos protege contra la aterosclerosis, condición por la que, después de la menopausia, las arterias se endurecen y estrechan, lo que aumenta el riesgo cardiovascular.[14]

Sin embargo, los efectos acumulativos de la exposición al estrógeno a lo largo de los años reproductivos continúan proporcionando cierta protección incluso después de la menopausia. Aunque los niveles de esta hormona bajan, las mujeres presentamos una menor incidencia de ciertas enfermedades en comparación con los hombres de la misma edad. Este fenómeno, junto con otros factores biológicos, contribuye a que las mujeres vivamos más tiempo que los hombres.

Factores conductuales

Además de la biología, los factores conductuales también juegan un papel importante en la longevidad. Nosotras solemos tener estilos de vida más saludables: es probable que llevemos una nutrición más equilibrada, realicemos actividad física de forma regular y evitemos comportamientos de alto riesgo, como el consumo excesivo de alcohol y el tabaquismo. Una nutrición equilibrada no solo proporciona los nutrientes necesarios para mantener el cuerpo con un funcionamiento óptimo, sino que ayuda a prevenir enfermedades crónicas como la diabetes y la hipertensión.

También somos más propensas a buscar atención médica de forma preventiva y a seguir las recomendaciones del tratamiento, lo que contribuye a la detección y al manejo más temprano de las enfermedades.[15] Esta atención médica preventiva incluye chequeos regulares y exámenes de detección, esenciales para identificar problemas de salud en sus etapas iniciales, cuando son más tratables. La proactividad en el cuidado de la salud aumenta la esperanza de vida, ya que las enfermedades se detectan y tratan antes de que se conviertan en problemas graves.

En cuanto a los factores sociales, nosotras solemos tener redes de apoyo social fuertes y mantener relaciones interpersonales más estrechas, lo cual ha demostrado tener efectos positivos en la salud mental y física. Estas relaciones proporcionan un sentido de pertenencia y propósito, lo cual es básico para el bienestar emocional.[16] También reduce el estrés y mejora la adherencia a los tratamientos médicos, lo que a su vez posiblemente contribuya a una mayor longevidad. Diversos estudios han demostrado que las personas con redes de apoyo social fuertes tienen más bajos los niveles de cortisol, la hormona del estrés, y un sistema inmunitario más robusto, lo que les permite enfrentarse mejor a las enfermedades y recuperarse con rapidez.

Un poco de biología para entender el envejecimiento

Para entender los factores biológicos del envejecimiento, debemos observar el cuerpo humano de fuera hacia dentro. El cuerpo está compuesto por tejidos y órganos —como los pulmones, el hígado, el corazón…— que, a su vez, están formados por células.

Todas las células comparten una estructura básica que incluye una membrana, un citoplasma y un núcleo. En el núcleo encontramos unas estructuras con forma de X que se conocen como «cromosomas». A modo de protección, tienen en sus extremos unos capuchones llamados «telómeros». La función principal de los cromosomas es almacenar y organizar la infor-

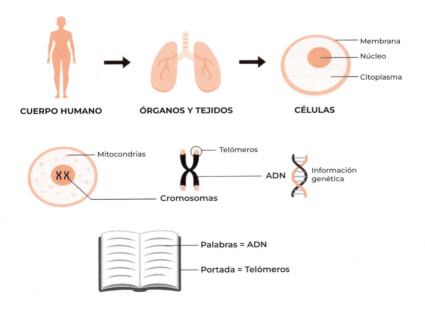

mación genética (ácido desoxirribonucleico, ADN), mientras que la de los telómeros o capuchones es proteger el cromosoma para que mantenga el ADN lo más intacto posible.

A su vez, el ADN que se encuentra en el interior de los cromosomas es una molécula con forma de hélice que contiene toda la información genética necesaria para que la célula funcione. En esencia, el ADN es como un libro de instrucciones que tiene nuestra información genética y, cada célula lo consulta para saber cómo realizar sus funciones.

Lo explicaré de forma sencilla: los cromosomas, que tienen forma de X, son como grandes bibliotecas que almacenan libros, el ADN, y los telómeros son las cubiertas de los libros que evitan que sus páginas (ADN) se dañen.

Una vez tenemos claros estos conceptos, ya estamos preparadas para comprender qué es el envejecimiento biológico: el proceso natural de cualquier célula humana es dividirse. Cada vez que una lo hace, su ADN se duplica para asegurarse de que cada nueva célula reciba una copia del manual de instrucciones genéticas; es lo que se conoce como «replicación celular». La replicación del ADN funciona como si hiciéramos fotocopias del DNI: el original siempre es más nítido. Pero si cada vez que hacemos una copia usamos la última fotocopia en vez del original, la calidad de la imagen irá disminuyendo, lo que dificultará la lectura. Lo mismo sucede con la replicación del ADN: hay tanta información genética en él que, cada vez que se produce una división, perdemos datos, lo que puede afectar al funcionamiento de las células y acelerar el envejecimiento.

De forma paralela, durante la división celular, los telómeros —los capuchones de los extremos de los cromosomas, la cubierta de los libros que hemos visto antes— se van acortando con el paso de los años y la replicación de las células. Cuando se acortan demasiado, estas dejan de dividirse y pueden entrar en un estado de senescencia o muerte celular. Si ocurre, las células senescentes son capaces de liberar sustancias inflamatorias que dañen los tejidos cercanos, lo que contribuye al envejecimiento y puede favorecer la aparición de enfermedades relacionadas con la edad.

Por último, vamos a introducir un concepto imprescindible dentro de la biología del envejecimiento: las «mitocondrias». Podríamos decir que son como pequeñas centrales eléctricas que están en el interior de las células y que se distribuyen por todo el citoplasma (la zona que rodea el núcleo). Una de sus tareas es producir energía para que las células funcionen correctamente. Siguiendo el ejemplo de la biblioteca, serían las bombillas que la iluminan para que las células puedan leer las instrucciones de los libros (ADN) y realizar sus tareas. Con los años, las mitocondrias pueden volverse menos eficientes y producir radicales libres, unas moléculas inestables que dañan el ADN y aumentan la inflamación de bajo grado, conocida como «inflamación». Esta inflamación con el paso de los años, además de acelerar el proceso de envejecimiento, puede dañar tejidos y aumentar las posibilidades de enfermedad en la vejez.

Los genes de la longevidad extrema

La superlongevidad se refiere a la capacidad de vivir más allá de la expectativa de vida promedio de la población, generalmente cuando alcanzan y superan los cien años. Este término se utiliza para describir a las personas que no solo viven más, sino que mantienen una buena salud física y mental a edades avanzadas.

Se ha descubierto que vivir más tiempo está relacionado con genes que ayudan a reparar el ADN, regular el metabolismo y manejar mejor el estrés celular. Por eso, cuando hablamos de envejecimiento, debemos considerar los genes, que juegan un papel crucial a la hora de determinar la rapidez con que envejecemos y la predisposición a padecer enfermedades relacionadas con la edad. Hoy sabemos que la genética determina una parte significativa de cómo envejecemos. Estudios realizados con gemelos han demostrado que casi el 20-30 por ciento de la longevidad humana puede atribuirse a factores genéticos.[17, 18]

Mi propuesta es la siguiente: Aunque todavía hay mucho que aprender sobre la vida centenaria, la ciencia ha identificado ciento treinta genes relacionados con la longevidad extrema.[19] Uno de los estudios más destacados es el de Sebastiani *et al.*, que utilizó modelos matemáticos para identificarlos. Este conjunto de genes está relacionado con la prevención de enfermedades asociadas al paso del tiempo como el alzhéimer, la demencia y las enfermedades cardiovasculares.[20]

Es importante señalar que, aunque todos tenemos genes que influyen en la longevidad, solo algunas personas poseemos variantes específicas de estos genes que nos favorecerán tener una vida más larga. Estas variantes ayudan a que vivamos más porque mejoran procesos como el mantenimiento y la reparación del ADN, lo que garantiza una menor incidencia de enfermedades relacionadas con la edad. Otros desempeñan un papel fundamental en la regulación del metabolismo y el control de la inflamación. Por último, los hay que protegen los telómeros durante la replicación celular, lo que retarda el envejecimiento. Algunos de estos 130 genes son una variante del FOXO 3, la proteína Sirt6, el gen especial APOE ε2, el gen TERT y el IGF1R.[21, 22, 23, 24, 25, 26]

Sin embargo, así como hay genes que pueden contribuir a una mayor longevidad, existen otros que son capaces de predisponernos a vivir menos, ya que pueden aumentar el riesgo de enfermedades y acelerar el envejecimiento. Por ejemplo, algunas variantes genéticas incrementan el riesgo de cáncer de mama y ovario (BRCA1 y BRCA2), otras impiden que el ADN se repare correctamente y, por último, ciertos genes pueden aumentar la inflamación o producción de radicales libres, lo que es capaz de provocar un mayor riesgo de cáncer, enfermedades cardiovasculares y metabólicas o contribuir al envejecimiento.

Epigenética y longevidad

Y aquí viene la buena noticia: no te preocupes si no tienes las variaciones de los genes de la longevidad extrema o si cuentas con otros que te predisponen a la enfermedad. Hoy sabemos que la genética tiene un peso del 20-30 por ciento en cuánto vivirás, mientras que los factores ambientales y de estilo de vida llegan al 70-80 por ciento. Y esto es lo fantástico: el estilo de vida y el ambiente tienen un gran peso en el envejecimiento, de manera que, con buenos hábitos, podemos retrasarlo, evitar las enfermedades y mejorar la calidad de vida y el bienestar.

Esto es lo que se conoce como «epigenética». Si seguimos con la analogía de los libros, podemos imaginarnos que los genes son las letras que forman el ADN. En este contexto, la epigenética sería como los subrayados en fluorescente. Estos marcadores no cambian las letras (genes), pero destacan ciertos fragmentos o párrafos para que unos se lean más a menudo que otros.

Por ejemplo, qué comemos, cuánto ejercicio hacemos, cómo manejamos el estrés y a qué sustancias nos exponemos pueden actuar como esos marcadores: son capaces de resaltar secciones específicas del libro (gen) para activarlas o desactivarlas.[27] Esto significa que, aunque hayamos nacido con un manual de instrucciones determinado, la manera en que vivamos puede cambiar qué fragmentos se utilizan más.

La epigenética demuestra que podemos influir en la salud y en el envejecimiento al modificar la manera en que se expresan los genes. Al llevar un estilo de vida sano, podemos marcar o activar genes que ayudan a reparar el ADN, mejoran el funcionamiento de las células y reducen la inflamación, lo que contribuye a una vida más larga y saludable. Así, aunque no podamos cambiar los genes con los que nacemos, podemos influir de forma significativa en cómo afectan a nuestra vida y a nuestro envejecimiento.

Mientras que los genes determinan el contenido básico del libro, la epigenética nos permite ajustar cómo lo leemos, destacando lo que nos interesa y abriendo un mundo de posibilidades para mejorar la calidad de vida y prolongar la longevidad.

Hábitos como seguir una nutrición antiinflamatoria, realizar un ayuno bien llevado, evitar los excesos en la alimentación, practicar ejercicio regularmente y meditar son algunos de los factores que influyen positivamente en la epigenética. Exploraremos más a fondo estos temas en los siguientes capítulos, en los que veremos cómo cada uno de estos factores puede marcar una diferencia significativa en la salud y en la longevidad.

2

El banquete de las reinas: nutrición para envejecer más despacio

Ya hemos visto que el envejecimiento es un proceso biológico que se caracteriza por la acumulación de daños a nivel celular. Estos daños conllevan una disminución en la capacidad regenerativa y de reparación del cuerpo, el aumento del estrés oxidativo, un peor funcionamiento de las mitocondrias —las centrales eléctricas o bombillas de la biblioteca— y un aumento de la inflamación crónica. Todo ello hace que seamos más propensas a las enfermedades. De manera que, aunque el envejecimiento en sí no es una enfermedad, es uno de los principales factores de riesgo para desarrollar patologías que pueden aumentar el riesgo de muerte.

La mayoría de las personas morimos por enfermedades que se pueden diagnosticar y tratar, como un ataque al corazón, la diabetes o el cáncer. Sin embargo, en ausencia de enfermedades específicas, el cuerpo finalmente falla debido al deterioro de las funciones vitales. Es lo que se conoce como «límite de Hayflick», que describe el número máximo de veces que una célula puede dividirse antes de morir. Esta teoría sugiere que hay un envejecimiento programado, ya que las células tienen un límite máximo de divisiones —la replicación celular de la que te he hablado en el capítulo 1—. De manera que, llegado el momento, si no enfermamos, moriremos porque nuestras células ya no se podrán dividir más. Es lo que se conoce como «senilidad o muerte por causas naturales».

Causas de muerte en mujeres mayores

En pleno siglo XXI, solo un 5 por ciento de nosotras morimos por causas naturales. Según los datos del Instituto Nacional de Estadística (INE) y la Fundación Matrix, alrededor del 95 por ciento de las defunciones en mujeres mayores de 75 años están relacionadas con una dolencia previa.[1, 2, 3] Las principales causas de muerte en la mujer incluyen enfermedades del sistema circulatorio, cáncer, problemas respiratorios y diabetes, además de otras:

- **Enfermedades del sistema circulatorio.** Este grupo incluye afecciones como el infarto de miocardio o los accidentes cerebrovasculares, y representan alrededor del 30 por ciento de las defunciones de mujeres españolas de más de 75 años.[4]
- **Cáncer.** El cáncer es la segunda causa principal de muerte. En mujeres mayores de 75 años, los tipos de cáncer más comunes que conducen al fallecimiento son el de mama y el colorrectal. Contribuye casi al 16 por ciento de las muertes.[5]
- **Problemas respiratorios.** Incluyen la enfermedad pulmonar obstructiva crónica (EPOC) y la neumonía. Constituyen un 10-15 por ciento de las muertes en mujeres mayores de 75 años.

- **Diabetes.** Representa casi el 5 por ciento.
- **Otras causas.** El restante 25-35 por ciento incluye las enfermedades del sistema digestivo, las neurológicas y diversas condiciones crónicas.
- **Senilidad.** Sin embargo, la proporción de mujeres que mueren sin enfermedad aparente alguna (muerte por senilidad) es muy baja. Se estima que menos del 5 por ciento de las defunciones son naturales. Mi objetivo con este libro es ayudarnos a aumentar ese porcentaje, logrando que más mujeres podamos llegar al final de nuestras vidas en condiciones que nos permitan una muerte natural.

La mayoría de estas enfermedades se producen, en parte, debido a la inflamación crónica de bajo grado. Por ejemplo, en el infarto de miocardio, la inflamación puede iniciar el proceso de formación de placas de ateroma que se depositan en las paredes arteriales. Estas placas pueden dañar las arterias, lo que inicia una respuesta inflamatoria. De forma paralela, con el tiempo las placas pueden romperse y formar coágulos que bloquean el flujo sanguíneo, lo que causa infartos o accidentes cerebrovasculares. De este modo, la inflamación crónica puede iniciar el daño arterial y, a la larga, desembocar en infartos.

Inflamación crónica e *inflammaging*

En general, tenemos una visión muy negativa de la inflamación porque es un término del que en la actualidad se habla mucho en los medios, pero no se suelen diferenciar los tipos que existen.

La inflamación es una respuesta natural del sistema inmunitario frente a infecciones y lesiones. Si es puntual o de corta duración, puede ser positiva; es lo que se conoce como «inflamación aguda».[6] Se produce cuando nos lesionamos o sufrimos una infección: el cuerpo se activa liberando células inmunitarias (glóbulos blancos) y mediadores químicos (citoquinas) para responder a ese ataque puntual, lo que facilita la eliminación de patógenos y la reparación de los tejidos dañados.

Podemos decir que la inflamación aguda activa el ejército natural de células para luchar contra un ataque externo. Esta defensa suele ser un proceso corto, de horas a semanas.

Por ejemplo, cuando tenemos una infección o nos hacemos un corte, se liberan citoquinas, que aumentan la temperatura de la zona dañada para crear un ambiente hostil a los patógenos. A continuación, aumenta el flujo de sangre hacia la zona afectada y lleva glóbulos blancos para combatir la infección. Después, otros glóbulos blancos, como los macrófagos y los neutrófilos, se comen y destruyen a los patógenos. Por último, si es necesario, las células B producen anticuerpos específicos para neutralizarlos. Esta inflamación es aguda y positiva porque protege al cuerpo de enfermar (infecciones).

La inflamación crónica, por su parte, es una respuesta inflamatoria prolongada que puede durar meses o años. A diferencia de la inflamación aguda —que llega, repara el daño y se va—, la crónica se produce cuando el cuerpo no puede eliminar la causa del daño y sigue liberando sustancias que pueden dañar los tejidos y órganos sanos. Esta inflamación se asocia con el desarrollo de varias dolencias, como la artritis, las enfermedades cardiovasculares, la diabetes, el alzhéimer y ciertos tipos de cáncer.[7] En vez de proteger el cuerpo, contribuye a que progresen esas enfermedades y, a largo plazo, afecta negativamente a la salud.

Un concepto relacionado con la inflamación crónica es el de

inflammaging, término que combina las palabras inglesas *inflammation* (inflamación) y *aging* (envejecimiento), y sirve para describir el proceso de inflamación crónica que se desarrolla a medida que envejecemos. La edad media de su inicio es sobre los 40-50 años. En la mujer, el periodo que marca su comienzo es la menopausia, debido al descenso hormonal y a los cambios fisiológicos que lleva asociado este proceso.[8] El *inflammaging* es un factor clave que puede acelerar el envejecimiento[9, 10] y la aparición de dolencias relacionadas con la edad, como las enfermedades cardiovasculares, el alzhéimer y la diabetes tipo 2.

En definitiva, comprender la diferencia entre la inflamación aguda y la crónica es crucial. Mientras que la aguda es una respuesta beneficiosa del cuerpo para combatir infecciones y reparar lesiones, la crónica y el *inflammaging* pueden tener efectos perjudiciales a largo plazo. La buena noticia es que se ha demostrado que reducir la inflamación crónica puede disminuir el riesgo de enfermedades crónicas, y eso ayuda a tener un envejecimiento saludable.

Principios de la alimentación para la longevidad

Ahora que ya sabemos que la inflamación crónica juega un papel crucial en el desarrollo de las enfermedades, es fundamental explorar cómo la nutrición puede influir en el envejecimiento saludable y la prevención de la inflamación.[11]

Las dietas mediterránea, nórdica y de Okinawa comparten principios clave que promueven la salud y la longevidad, aunque presentan diferencias distintivas basadas en los alimentos disponibles y las prácticas culturales de sus respectivas regiones.

Todas ellas tienen en común que son antiinflamatorias, de manera que contribuyen a la reducción del riesgo de enfermedades crónicas y al envejecimiento saludable.[12]

Dieta mediterránea

La dieta mediterránea es ampliamente reconocida como un modelo de alimentación saludable. Se caracteriza por la abundancia de vegetales como frutas, verduras, cereales integrales, frutos secos y legumbres. El aceite de oliva es la principal fuente de grasa; se consume pescado, aves y productos lácteos de forma moderada, y se limita el consumo de carnes rojas procesadas y dulces. Adherirse a esta dieta se asocia con muchos beneficios para la salud, como un menor riesgo de obesidad, diabetes tipo 2, hipertensión, accidentes cerebrovasculares e insuficiencia cardiaca. Diversos estudios han demostrado que seguir esta dieta se correlaciona con una menor mortalidad, en especial cardiovascular, y una mayor longevidad. Además, se ha relacionado con una progresión más lenta del deterioro cognitivo y un menor riesgo de enfermedades neurodegenerativas, como la demencia y el alzhéimer, que, como hemos visto, son algunas de las principales causas de morbimortalidad en las mujeres a partir de los 75 años.

Dieta nórdica

Es interesante destacar la dieta nórdica porque, además de parecerse a la mediterránea, se centra en alimentos de origen vegetal y de temporada que se encuentran en Suecia, Dinamarca, Noruega, Islandia y Finlandia, donde la esperanza de vida media es de 83 años. Su fuente de grasa principal es el aceite de colza en vez del de oliva.

Su patrón dietético incluye frutas (en especial las bayas), verduras (como repollo y tubérculos), cereales integrales (centeno, cebada y avena) y una gran cantidad de pescado. El consumo de productos lácteos es moderado, y se limita la ingesta de carnes rojas y procesadas, dulces y ultraprocesados. Aunque las investigaciones sobre la dieta nórdica son más recientes y limitadas si se comparan con las de la mediterránea, algunos estudios sugieren que adherirse a ella se asocia con una pequeña reducción en el riesgo de enfermedades cardiovasculares y de diabetes tipo 2. Diversos ensayos clínicos han demostrado que esta alimentación puede conducir a una modesta reducción del colesterol LDL, el peso corporal y la presión arterial sistólica.[13]

Dieta de Okinawa

La dieta tradicional de Okinawa, relacionada con la alta concentración de personas centenarias en esa isla japonesa, es en gran parte vegetariana. Se caracteriza por el consumo de grandes cantidades de verduras de raíz (principalmente batatas moradas), verduras verdes y amarillas, alimentos a base de soja, algas marinas y especias como la cúrcuma. El pescado se consume en cantidades limitadas. Esta dieta, junto con factores de estilo de vida, se ha relacionado con una longevidad excepcional y un bajo riesgo de enfermedades crónicas.

Estos tres patrones dietéticos tienen en común diversas características clave que las hacen saludables y promotoras de la longevidad. Se basan en un alto consumo de alimentos de origen vegetal, que incluye frutas, verduras, legumbres y cereales integrales. Utilizan fuentes saludables de grasa, como el aceite de oliva en la dieta mediterránea y el de colza en la nórdica, y se caracterizan por un consumo moderado de pescado, una buena fuente de ácidos grasos omega 3. Además, limitan el consumo de carne roja de mala calidad y productos ultraprocesados, y dan prioridad a los alimentos frescos y de temporada. En conjunto, son modelos nutricionales antiinflamatorios que contribuyen a la reducción del riesgo de enfermedades crónicas y al envejecimiento saludable.

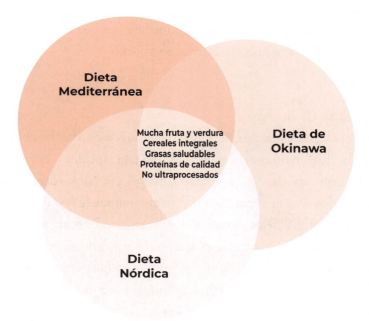

Teniendo en cuenta las características comunes de las dietas mencionadas y los cambios fisiológicos que experimentamos a partir de los 40 años —en especial los que se manifiestan con la llegada de la menopausia—, he diseñado la dieta Reina basándome en mi experiencia y estudios científicos. Antes de explicar en qué consiste, es importante que comprendamos los cambios fisiológicos que se producen a partir de los 40 años y el concepto del triángulo de la alimentación de la mujer madura. ¡Allá vamos!

Cambios fisiológicos en la mujer a partir de los 40

A partir de los 40 años, nuestro cuerpo experimenta cambios fisiológicos que afectan a todo el organismo. Estos cambios pueden intensificarse debido al estilo de vida y a la menopausia, que promueven el descenso hormonal, la pérdida de masa muscular y aceleran el envejecimiento

Por este motivo, la menopausia representa una nueva oportunidad para empezar a cuidarnos. Es en esta etapa cuando realmente notamos y sentimos muchos de estos cambios, pero si mejoramos nuestro estilo de vida, podemos disfrutar de una vida más larga y saludable.

El cambio fisiológico más significativo que se produce en el cuerpo es el **descenso en la producción de hormonas** sexuales, en especial estrógeno y progesterona, y esta disminución hormonal tiene múltiples efectos en nuestro cuerpo.

La salud ósea es uno de los sistemas más afectados por el descenso hormonal. Los estrógenos regulan y equilibran el trabajo de las células óseas; los osteoblastos que construyen el hueso y los osteoclastos, que lo liman.[14] Cuando se inicia el descenso hormonal a partir de los 40 años, se produce un desequilibrio en el trabajo de estas dos células; por un lado, hay un aumento en la actividad de los osteoclastos, y una disminución en la de los osteoblastos, encargados de la reconstrucción ósea. Como resultado, los huesos se vuelven más finos y aumenta el riesgo de osteoporosis,[15] especialmente en la mujer

Los estrógenos también tienen un efecto protector sobre el **sistema cardiovascular**.[16] Su disminución puede aumentar la rigidez de nuestras arterias y promover la acumulación de placas de colesterol, lo que incrementa la inflamación crónica de bajo grado y el riesgo de enfermedades cardiovasculares, como hipertensión, infartos y accidentes cerebrovasculares.

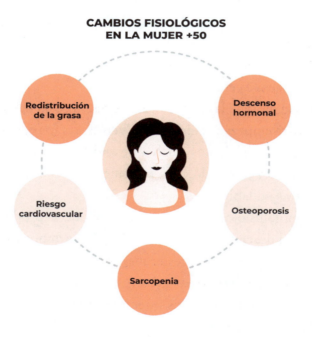

Otro cambio fisiológico importante es la pérdida de masa y fuerza muscular (**sarcopenia**). Este proceso progresivo se inicia a los 40 años, pero empezamos a notarlo con intensidad después de los 50. Esta condición se relaciona con una menor coordinación de los movimientos y una mayor debilidad y fatiga. Esa combinación de factores puede aumentar el riesgo de caídas y fracturas en la vejez, con la consecuente dependencia física.

Con el envejecimiento y los cambios hormonales, la grasa corporal tiende a redistribuirse y acumularse en la región abdominal.[17] Este aumento de grasa visceral eleva la inflamación crónica, ya que produce citoquinas proinflamatorias como el TNF-α e IL-6. Esto contribuye a un estado de inflamación crónica de bajo grado y se asocia con un mayor riesgo de resistencia a la insulina, diabetes tipo 2 y enfermedades cardiovasculares.

Cambios metabólicos en la mujer a partir de los 40

Estos cambios fisiológicos terminan desencadenando alteraciones metabólicas, como la resistencia a la insulina, modificaciones en el perfil lipídico y la disminución del gasto energético diario. En otras palabras, reducimos la tasa metabólica basal y el cuerpo quema menos calorías.

La **resistencia a la insulina** es uno de los cambios más importantes. A medida que envejecemos, en especial con la disminución de los estrógenos[18] y la redistribución de la grasa corporal a la zona abdominal,[19] las células se vuelven menos sensibles a la insulina, lo que significa que la glucosa no entra con eficacia en ellas para transformarse en energía. Esto puede llevar a niveles elevados de glucosa en sangre, lo que aumenta el riesgo de desarrollar diabetes tipo 2.

Explicado de forma sencilla, la insulina es una hormona que segrega el páncreas cuando comemos. Una de sus funciones es capturar la glucosa de los alimentos para llevarla a las células y producir energía (ATP). En una situación normal, los niveles de glucosa en sangre siempre aumentan después de comer. Pero como el cuerpo siempre tiende al equilibrio, le pide al páncreas que libere la insulina para que capte y transporte la glucosa hasta las células.

Cuando la insulina llega allí, abre las puertas de las células para que la glucosa entre y se transforme en energía. Sin embargo, si hay resistencia a la insulina, las células no abren las puertas —son resistentes a la insulina—, la glucosa no puede entrar y aumentan los niveles de azúcar en sangre. Para compensarlo y tratar de que las células abran las puertas, el páncreas intenta producir más insulina.

Si te fijas, están sucediendo dos cosas: por un lado, producimos mucha insulina y, por otro, hay un aumento de la glucosa en la sangre. Esta situación lleva a niveles altos de azúcar que pueden derivar en prediabetes o diabetes tipo 2. Cuando las células del páncreas se agotan y dejan de producir insulina, podemos hablar de diabetes tipo 1.

¿Y qué ocurre con toda esa glucosa en exceso que no puede entrar en las células? El cuerpo la convierte en grasa. El hígado, que también es un regulador del azúcar en sangre, empieza a almacenar ese extra en forma de glucógeno. Cuando llega a su capacidad de almacenamiento máxima, la glucosa restante se convierte en ácidos grasos que se acumulan en otras zonas del cuerpo, en concreto en la zona abdominal. Este proceso contribuye al aumento de grasa en la zona del vientre, lo que a su vez puede crear un ciclo que aumenta el riesgo de obesidad, enfermedades cardiovasculares y diabetes tipo 2.

Los **cambios en el perfil lipídico** son también muy importantes a nivel metabólico. La disminución de estrógenos afecta negativamente a los niveles de colesterol, lo que suele resultar en un aumento del colesterol LDL (conocido como «malo») y triglicéridos.[20, 21] Este desequilibrio contribuye a la acumulación de placas de grasa en las arterias, que aumentan el riesgo de enfermedades cardiovasculares.

Por último, la **disminución de la tasa metabólica basal** es un cambio metabólico común en esta etapa. A medida que perdemos masa muscular, el cuerpo quema menos calorías en reposo. Esto significa que, incluso sin un aumento en la ingesta de alimentos, con la edad podemos experimentar un aumento de peso y de grasa.

En resumen, los cambios fisiológicos y metabólicos en las mujeres a partir de los 40-50 años están marcados por la disminución hormonal, la pérdida de masa muscular, la redistribución de la grasa en el cuerpo… Y todo esto se traduce en unas necesidades nutricionales muy concretas que, si las cumplimos, nos ayudarán a tener un envejecimiento saludable.[22, 23] La suerte es que hoy sabemos que todos estos cambios se pueden revertir. ¡Hacerlo está en nuestra mano! De ahí el nacimiento del triángulo de la alimentación en la mujer madura. Veámoslo.

Triangulo de la alimentación

La educación nutricional es una de las estrategias que utilizo en consulta, en las charlas, en los cursos que imparto y en las redes sociales. Para ello me apoyo en recursos visuales que ayudan a entender de forma muy clarificadora las necesidades nutricionales.

En consulta siempre uso el triángulo de la alimentación en la mujer madura, un diseño fácil de memorizar que presenta los nutrientes que recomiendo para reducir la inflamación crónica y tener un envejecimiento saludable. En la parte superior están los que hemos de priorizar, en la parte media los que debemos consumir de forma moderada y, en la parte baja, los que recomiendo reducir al máximo.

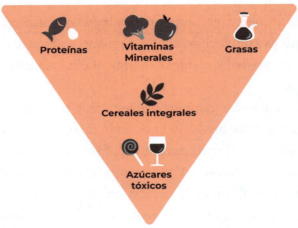

No hace falta que sepamos de fisiología ni de cambios metabólicos; si recordamos este triángulo y priorizamos los nutrientes que incluye, reduciremos la inflamación crónica y alcanzaremos un envejecimiento saludable.

Perdemos masa muscular, y eso tiene cientos de repercusiones a nivel de salud y calidad de vida en la vejez, pero lo que primero percibimos es que nos vemos menos tonificadas y con un porcentaje de grasa más elevado. Esto es solo lo que vemos, pero la pérdida de músculo y fuerza, la sarcopenia,[24] favorece que, con los años, tengamos un sistema inmunitario más débil y que enfermemos más. Al perder masa muscular, también aumentan las posibilidades de desarrollar resistencia a la insulina y, con ello, el desarrollo de diabetes. Los huesos pierden su colchón, de modo que, cuando se producen caídas en la vejez hay más riesgo de fractura y hospitalización... Perder fuerza y masa muscular tiene grandes repercusiones en la salud, y por este motivo las proteínas están en la parte superior del triángulo de la alimentación.

Las vitaminas y los minerales son micronutrientes esenciales en la alimentación. A medida que envejecemos, los necesitamos aún más, ya que ayudan a prevenir enfermedades relacionadas con la edad[25] y contribuyen a un envejecimiento saludable.[26] Son catalizadores (iniciadores) de casi todos los procesos del cuerpo. Por ejemplo, refuerzan el sistema inmunitario y ayudan a producir energía (vitaminas del grupo B). También mantienen la salud celular, protegiendo las células de los radicales libres que aceleran el envejecimiento (vitaminas C y E). Además, contribuyen a la salud ósea (calcio, vitaminas K2 y D, magnesio...) y participan en la síntesis (creación) y regulación de las hormonas. Por último, tienen un papel directo en la regulación del estrés y el estado de ánimo. Por ejemplo, la vitamina B6 y el magnesio intervienen en la producción de neurotransmisores como la serotonina, que influye en el bienestar mental. Como veremos más adelante, mantener una actitud positiva también puede alargar nuestra vida.

Por su parte, las **grasas** desempeñan un papel vital en la salud y el bienestar a lo largo de toda la vida, y su importancia es aún más relevante en el proceso de envejecimiento. Aunque durante años han estado estigmatizadas, hoy sabemos que las grasas son esenciales en una alimentación equilibrada, y pueden ofrecer numerosos beneficios a los adultos mayores. Son la fuente de energía más concentrada, y proporcionan 9 calorías por gramo, más del doble que los carbohidratos o las proteínas. Para los adultos mayores que pueden experimentar una disminución del apetito o dificultades para ingerir grandes cantidades de alimento, son una forma eficaz de obtener energía suficiente para satisfacer las necesidades diarias. Además, ayudan a absorber las vitaminas liposolubles (A, D, E, y K), cruciales para funciones como la visión, la salud ósea, la protección antioxidante y la coagulación sanguínea.

Hoy sabemos que los ácidos grasos omega 3 (EPA y DHA) son necesarios para la salud cerebral y que protegen contra el deterioro cognitivo,[27] reducen el riesgo de demencia y mejoran la memoria y el estado de ánimo en las personas mayores. Se encuentran en el pescado azul, los frutos secos, las semillas y en algunos tipos de algas. Tienen propiedades antiinflamatorias, ayudan a reducir la presión arterial,[28] y mejoran la salud vascular[29] —muy importante para prevenir enfermedades cardiovasculares en la vejez, que, como hemos visto, es una de las principales causas de muerte en la mujer a partir de 75 años—. No quiero saturarte con información, pero mantienen la salud de la piel (hablaremos de ello más adelante), reducen los dolores articulares —beneficioso para las personas con artritis— y fortalecen el sistema inmunitario. De ahí que las grasas estén en la parte superior del triángulo.

Recomiendo que los **cereales** —como el maíz, la avena, la cebada, el arroz...— sean integrales, dado que su carga glucémica es menor que la de los refinados, y son ricos en fibra dietética, en especial la insoluble, que ralentiza la absorción de la glucosa en el torrente sanguíneo. Esto contribuye a mantener niveles de azúcar en sangre más estables y mejora la sensibilidad a la insulina, que, como hemos explicado, puede aumentar en la mujer a partir de los 40-50 años. Numerosos estudios han demostrado que un mayor consumo de cereales integrales se asocia con un menor riesgo de desarrollar diabetes tipo 2. Esto se debe, en gran parte, a los efectos beneficiosos de la fibra y de otros nutrientes que ayudan a regular el metabolismo de la glucosa. La fibra de los cereales integrales reduce los niveles de colesterol malo (LDL) y la presión arterial, lo que hace que disminuya el riesgo de enfermedades cardiovasculares, que en la mujer se iguala al del hombre a partir de los 65 años. En resumen, consumir cereales integrales es especialmente importante para las mujeres a partir de los 40 años debido a su papel en la mejora de la sensibilidad a la insulina, la regulación del azúcar en sangre y la reducción del riesgo de enfermedades cardiovasculares.

Disminuir el consumo de **azúcares refinados y sustancias tóxicas** como el alcohol es básico para promover una longevidad saludable, por eso están en la parte inferior del triángulo. Si has sido mi paciente o me sigues en las redes sociales ya sabrás que mi política nunca es prohibir nada, incluso tóxicos o productos que no nos hacen bien. Mi trabajo como divulgadora se basa en la educación para presentarte sus efectos y, a partir de la información, que decidas. Aunque no prohíbo estos productos, en mi día a día no incluyo alcohol ni azúcares libres, pero eso no significa que de vez en cuando no los tome. Vivimos en una sociedad moderna en la que existen productos ricos en azúcares libres y el alcohol, por desgracia, ocupa un espacio muy importante. Como dietista y acompañante de mujeres en su cambio a una vida más saludable, no puedo obviarlos ni considero que prohibirlos sea una estrategia a largo plazo, pero proponer información para explicar su impacto en la vejez te ayudará a escoger de una forma más consciente en qué momentos utilizar esos productos.

El consumo excesivo de azúcares libres (más de 25 gramos al día), presentes en alimentos ultraprocesados y bebidas azucaradas, se relaciona con el acortamiento de los telómeros, un envejecimiento acelerado y enfermedades metabólicas.[30] También contribuye a la resistencia a la insulina, aumentando el riesgo de diabetes tipo 2 y sus complicaciones, como enfermedades cardiovasculares, neuropatías y problemas renales. Además, fomenta el aumento de grasa y la obesidad, factores que reducen la movilidad y la calidad de vida en las personas mayores. Por ello, reducir su consumo es clave para preservar la salud metabólica y promover una longevidad saludable.

Por su parte, el consumo de alcohol en la vejez puede tener efectos perjudiciales para la salud, exacerbar problemas existentes y aumentar el riesgo de desarrollar nuevas condiciones médicas. Contribuye a la hipertensión, las arritmias y otras enfermedades cardiovasculares, e incrementa el riesgo de sufrir infartos y accidentes vasculares cerebrales. En términos de salud mental, el alcohol puede empeorar los síntomas de la depresión y contribuir al deterioro cognitivo y al riesgo de demencia.

Para acabar, recomiendo reducir las grasas proinflamatorias, como las hidrogenadas y las trans que suelen encontrarse en productos industriales y bollería, aquellas que se utilizan para mejorar la textura y prolongar la vida útil de los productos alimenticios. Estas grasas aumentan los niveles de colesterol malo (LDL) y reducen el bueno (HDL), lo que incrementa el riesgo de padecer enfermedades cardiovasculares y promueve la inflamación sistémica.

Todas estas sustancias (alcohol, azúcares y grasas proinflamatorias), aunque suelen estar presentes en la dieta moderna, tienen efectos negativos en la salud: pueden acortar la esperanza de vida y reducir la calidad de vida. Por eso, a partir de los 40 años, es esencial reducirlas o eliminarlas si queremos gozar de un envejecimiento más saludable y activo.

Hasta aquí hemos visto mucha teoría, pero ¿cuánto debemos comer de cada alimento y nutriente? ¿Cómo los repartimos a los largo del día para llegar a una vejez más saludable? Te lo explico en el capítulo 3, con la dieta Reina. ¡Allá vamos!

Recuerda

- **Inflamación.** La hay de dos tipos: aguda (beneficiosa) y crónica (perjudicial). La crónica de bajo grado, conocida como *inflammaging* cuando se da a partir de los 50 años, acelera el envejecimiento y aumenta el riesgo de sufrir enfermedades relacionadas con la edad.

- **Principios dietéticos para la longevidad.** Recuerda las dietas mediterránea, nórdica y de Okinawa. Opta por una nutrición rica en alimentos de origen vegetal, grasas saludables y pescado. Evita la carne roja procesada, los alimentos ultraprocesados y el azúcar.

- **Cambios fisiológicos en la mujer mayor:**
  - **Descenso de los estrógenos:** aumenta el riesgo de osteoporosis y de padecer enfermedades cardiovasculares.
  - **Sarcopenia:** la pérdida de masa muscular afecta a la movilidad y la salud metabólica.
  - **Grasa abdominal:** aumenta la inflamación y el riesgo de resistencia a la insulina y la diabetes tipo 2.

- **Triángulo de la alimentación en la mujer madura:**
  - **Prioriza:** proteínas, vitaminas, minerales y grasas saludables.
  - **Modera:** cereales integrales.
  - **Reduce:** azúcares refinados, grasas hidrogenadas y trans y alcohol.

- **Importancia de los cereales integrales.** Son clave para mantener niveles estables de azúcar en sangre y mejorar la sensibilidad a la insulina, lo que reduce el riesgo de diabetes y de sufrir enfermedades cardiovasculares.

- **Impacto de los azúcares y el alcohol.** Su exceso perjudica la salud metabólica y cardiovascular. Reduce su consumo si quieres tener una longevidad saludable.

- **Envejecimiento saludable.** A partir de los 40 años, redefine tus prioridades de salud. La nutrición adecuada y el control de la inflamación son fundamentales para vivir una vida plena y saludable.

3

Dieta Reina: una propuesta para la longevidad femenina

Como hemos visto en el capítulo 2, las dietas que promueven la longevidad suelen compartir ciertos principios fundamentales: alto consumo de vegetales, reducción de alimentos procesados y azúcares añadidos, e incorporación de proteínas y grasas cardiosaludables,[1] todo ello desde un enfoque centrado en la calidad. Sin embargo, también presentan diferencias distintivas según su disponibilidad y las prácticas culturales de cada región.

La dieta Reina introduce sutiles pero significativas diferencias adaptadas a las necesidades de las mujeres, basadas en nuestra mayor predisposición a desarrollar osteoporosis en comparación con los hombres, el aumento del riesgo cardiovascular que se produce a partir de la menopausia —que se iguala al de los hombres a partir de los 65 años—, la resistencia a la insulina y la pérdida de masa muscular, que debilita el sistema inmunitario y reduce el gasto energético.

Dieta Reina versus otras dietas de la longevidad

En el siguiente cuadro vamos a comparar la frecuencia de consumo de diversos alimentos en la dieta Reina con la de otras dietas asociadas a la longevidad:

Alimento	Dieta Reina	Dieta mediterránea* [2,3]	Dieta nórdica* [4,5,6]	Dieta de Okinawa* [7,8]
Aceite de oliva virgen extra	2-5 veces al día	2-4 veces al día	Poco común	Poco común
Frutas	2-3 piezas al día (variadas)	2-4 piezas al día (variadas)	2-3 piezas al día (bayas)	1-2 piezas al día (variadas)
Verduras	2-3 raciones al día	2-3 raciones al día	2-3 raciones al día (raíces)	2-3 raciones al día (tubérculos)
Huevos	2-7 veces a la semana	2-4 veces a la semana	2-4 veces a la semana	1-3 veces a la semana
Legumbres	2-4 veces a la semana	2-3 veces a la semana	1-2 veces a la semana	1-2 veces a la semana (soja y derivados)
Cereales integrales	1-2 raciones al día	2-3 raciones al día	2-3 raciones al día	1-2 raciones al día (arroz, batata…)
Carnes blancas	2-4 raciones a la semana	1-2 raciones a la semana	1-2 raciones a la semana	1 vez a la semana
Carnes rojas	1-2 raciones a la semana	1 vez a la semana	1-2 veces al mes	Rara vez
Pescados azules	2-4 raciones a la semana	1-2 raciones a la semana	2-3 raciones a la semana	2-4 raciones a la semana

* Las frecuencias de consumo son aproximadas.

Alimento	Dieta Reina	Dieta mediterránea[*2,3]	Dieta nórdica[*4,5,6]	Dieta de Okinawa[*7,8]
Pescados blancos/ mariscos	2-4 raciones a la semana	2-3 raciones a la semana	2-3 raciones a la semana	2-3 raciones a la semana
Frutos secos/ semillas	1-2 puñados al día	1-2 puñados al día	1-2 puñados al día	3-4 veces a la semana
Lácteos	1-3 al día (priorizar fermentados)	1-2 veces al día	2-3 veces al día (fermentados)	1-2 veces a la semana
Grasas proinflamatorias/ azúcares/alcohol	Como máximo, 1 vez a la semana	Hasta 5 veces a la semana (vino)	Rara vez	Rara vez

La dieta Reina paso a paso

Aceite de oliva virgen extra (AOVE)

- **Frecuencia.** De dos a cinco veces al día.
- **Beneficios.** Es una fuente rica en ácidos grasos monoinsaturados y antioxidantes, beneficiosos para la salud cardiovascular.
- **Diferencias y similitudes con otras dietas.** Su frecuencia es más afín con la dieta mediterránea, aunque la Reina promueve un consumo más elevado, de hasta cinco veces al día.
- **Impacto en la longevidad.** Los ácidos grasos monoinsaturados del aceite de oliva, en particular el ácido oleico, han demostrado reducir el colesterol LDL y aumentar el HDL.

* Las frecuencias de consumo son aproximadas.

Esto contribuye a prevenir la aterosclerosis y las enfermedades cardiacas, principales causas de mortalidad en mujeres mayores de 75 años (capítulo 2). También es rico en antioxidantes, como los polifenoles, que ayudan a combatir el estrés oxidativo y la inflamación crónica que, como vimos, aceleran el envejecimiento y el desarrollo de enfermedades crónicas. Pueden mejorar la sensibilidad a la insulina y reducir el riesgo de diabetes tipo 2.

- **En la cocina.** Utilízalo para aliñar ensaladas, cremas y verduras, y para cocinar.

Frutas y verduras

- **Frecuencia.** Dos o tres piezas de fruta y dos o tres raciones de verdura al día.
- **Beneficios.** Aportan vitaminas C y K, minerales —calcio, potasio y magnesio— y antioxidantes, esenciales para la salud ósea y la función inmune. También reducen el estrés oxidativo, que acelera el envejecimiento.
- **Diferencias y similitudes con otras dietas.** La dieta Reina coincide con la nórdica en su frecuencia de consumo, pero, por lo que se refiere a la variedad, se parece más a la mediterránea. Es un aspecto clave si queremos cubrir la ingesta de minerales y cuidar los huesos. Elige frutas y verduras muy variadas para ayudarte a cubrir todas las vitaminas y minerales.
- **Impacto en la longevidad.** El consumo regular de una amplia variedad de fruta y verdura se asocia con una mayor longevidad, ya que estos alimentos ayudan a reducir el riesgo de dolencias crónicas, como enfermedades cardio-

vasculares, diabetes tipo 2 y ciertos tipos de cáncer.[9] Los antioxidantes presentes en frutas y verduras protegen las células del daño oxidativo, lo que retrasa el proceso de envejecimiento y promueve la salud celular. Además, su alto contenido en fibra contribuye a la salud digestiva y nos ayuda a mantener un porcentaje de grasa saludable, fundamental para envejecer bien.

- **En la cocina.** Utiliza fruta y verdura de temporada. En la comida y la cena, incluye al menos tres vegetales distintos para que te aporten variedad de vitaminas y minerales, te garanticen un mejor equilibrio nutricional y te proporcionen los compuestos necesarios para reducir el riesgo de enfermedades crónicas, lo que favorece el envejecimiento saludable.

Huevos

- **Frecuencia.** De dos a siete veces a la semana.
- **Beneficios.** Proporcionan proteínas de alta calidad y nutrientes como la vitamina D y la colina.
- **Diferencias y similitudes con otras dietas.** La dieta Reina sigue un enfoque nutricional que permite una ingesta significativa de huevos debido a su alto valor biológico como fuente de proteínas y porque su consumo mejora el perfil lipídico (colesterol) y la sensibilidad a la insulina,[10] dos problemas que aumentan en la mujer a partir de la menopausia y que pueden afectar a la longevidad (capítulo 2). En un estudio,[11] sus participantes comieron hasta tres huevos al día junto con un consumo moderado de carbohidratos. A las doce semanas, mejoraron el perfil lipídico y la resistencia a la insulina.

- **Impacto en la longevidad.** Además de ayudarnos a mejorar el perfil lipídico y reducir la posibilidad de desarrollar diabetes, el huevo se considera una de las mejores fuentes de proteínas porque contiene todos los aminoácidos esenciales necesarios para el cuerpo. Estos componentes, junto con las vitaminas y otros nutrientes, ayudan a sintetizar el colágeno, una proteína esencial para la salud de los huesos, ya que contribuye a su fortalecimiento y reparación, lo que ayuda a prevenir la osteoporosis. Además, son una buena fuente de vitamina D, crucial para la salud ósea: mejoran la absorción del calcio en el intestino y ayudan a mantener niveles adecuados de este mineral, lo cual es básico para prevenir la pérdida de densidad ósea y enfermedades como la osteoporosis. Por otra parte, el consumo de proteínas de alta calidad es crucial para mantener y desarrollar la masa muscular, lo que reduce el riesgo de muerte por todas las causas,[12] mejora el sistema inmunitario y previene enfermedades, especialmente durante la vejez.
- **En la cocina:** Los huevos son un alimento muy versátil, se pueden preparar de muchas maneras: revueltos, en tortilla, escalfados o incluso como ingrediente en otros platos. Su facilidad para cocinar los convierte en una opción ideal para cualquier momento del día.

Legumbres

- **Frecuencia.** De dos a cuatro veces a la semana.
- **Beneficios.** Son una excelente fuente de proteínas vegetales, fibra, hierro y magnesio. Ayudan a mantener la masa muscular, mejoran la digestión y controlan la glucosa en sangre.

- **Diferencias y similitudes con otras dietas.** La dieta Reina enfatiza su consumo un poco más que la mediterránea por su riqueza en fibra y fitoestrógenos.
- **Impacto en la longevidad.** Reducen el colesterol LDL, aumentan el HDL[13] y bajan la presión arterial,[14] lo que mejora la salud cardiovascular y disminuye el riesgo de sufrir enfermedades del corazón. Por su parte, los fitoestrógenos de las legumbres como la soja (dieta de Okinawa) mejoran la salud ósea y reducen el riesgo de osteoporosis, en especial en mujeres posmenopáusicas, si se combinan con el calcio.[15]
- **En la cocina:** Las legumbres se pueden preparar en una gran variedad de platos. Úsalas en guisos, sopas, ensaladas o incluso en forma de purés como el hummus. Experimentar con especias y hierbas les da sabores únicos que enriquecen cualquier plato.

Cereales integrales

- **Frecuencia.** De una a dos raciones al día.
- **Beneficios.** Los cereales integrales —avena, arroz, trigo, centeno…— son ricos en fibra y tienen una carga glucémica baja, lo que beneficia a las mujeres con resistencia a la insulina.
- **Diferencias y similitudes con otras dietas.** La dieta Reina, como la mediterránea, hace hincapié en la importancia de consumirlos, pero la Reina, en frecuencia, se parece más a la de Okinawa.
- **Impacto en la longevidad.** Consumir cereales regularmente está relacionado con vivir más tiempo. Ayudan a reducir el colesterol[16] y disminuyen el riesgo de enfermedades

crónicas como la diabetes tipo 2, enfermedades del corazón y algunos tipos de cáncer, que son causas comunes de muerte en mujeres mayores de 75 años. Además, su fibra mejora la digestión, previene el estreñimiento y favorece un microbioma intestinal saludable, lo que fortalece la inmunidad y contribuye a un envejecimiento saludable.

- **En la cocina:** Uno de los momentos ideales para consumir cereales integrales es en el desayuno, ya que nos ayudan a tener energía para comenzar el día. Puedes combinarlos con yogur y fruta fresca, preparar crepes saludables o disfrutar de una tostada de pan integral con una fuente de proteína como el huevo.

Carnes blancas y rojas

- **Frecuencia.** Carnes blancas (pollo, pavo…), de dos a cuatro raciones a la semana; carnes rojas (ternera, pato…), de una a dos raciones a la semana.
- **Beneficios.** Las carnes blancas son fuentes magras de proteínas que apoyan la masa muscular, mientras que las rojas de calidad, si se consumen con moderación, pueden aportar hierro hemo altamente absorbible y vitamina B12, esenciales para producir glóbulos rojos, que mejoran el nivel de energía.
- **Diferencias y similitudes con otras dietas.** La Reina comparte con la mediterránea la recomendación de consumir carnes blancas con más frecuencia que las rojas, y ambas subrayan la importancia de elegirlas de alta calidad. Asimismo, tanto la Reina como la nórdica enfatizan la calidad de la carne y el consumo moderado de la roja.

- **Impacto en la longevidad.** Las proteínas de alta calidad presentes en ellas son esenciales para conservar la masa muscular a medida que envejecemos. Mantenerla es crucial para la movilidad, la salud metabólica y la prevención de caídas y fracturas durante la vejez. Por otra parte, un consumo adecuado de vitamina B12 es fundamental para prevenir deficiencias que pueden afectar a la memoria y la salud mental, ya que ayuda al buen funcionamiento del sistema nervioso. También está involucrada en el metabolismo de los carbohidratos, lo que puede influir positivamente en los niveles de energía y del bienestar general.
- **En la cocina:** Prepara el pollo o el pavo a la plancha, al horno o en guisos ligeros para una opción saludable. Las carnes rojas, como la ternera, pueden disfrutarse en estofados, asadas o a la parrilla. Acompañarlas con vegetales frescos o al vapor y cereales integrales es una manera excelente de equilibrar la comida y potenciar su valor nutricional.

Pescados azules

- **Frecuencia.** De dos a cuatro raciones a la semana.
- **Beneficios.** Los pescados grasos —sardinas, caballa, jurel…— son ricos en ácidos grasos omega 3, tienen propiedades antiinflamatorias y benefician a la salud cardiovascular y cerebral.
- **Diferencias y similitudes con otras dietas.** Comparte con la de Okinawa la frecuencia de consumo por el contenido en omega 3 y la capacidad para mejorar la salud cardiovascular. Prioriza los pescados azules pequeños y medianos, como sardinas, jurel, caballa, boquerones o salmón.

- **Impacto en la longevidad.** Los omega 3 del pescado azul son esenciales para la salud cerebral y el mantenimiento de la función cognitiva.[17] Se ha demostrado que estos ácidos grasos pueden reducir el riesgo de deterioro cognitivo y enfermedades neurodegenerativas como el alzhéimer, en especial en personas con antecedentes o problemas de memoria en una edad temprana.[18] Asimismo, incluir pescado azul en la dieta se asocia con un menor riesgo de desarrollar enfermedades crónicas, como la diabetes tipo 2 y ciertos tipos de cáncer. Su capacidad para mejorar el perfil lipídico y reducir la inflamación lo convierte en un alimento clave para alcanzar una longevidad saludable.
- **En la cocina.** El pescado azul es fácil de incorporar en la dieta y puede prepararse de muchas maneras. Puedes disfrutarlo a la plancha, al horno, en papillote o incluso en conservas, como sardinas o caballa en aceite de oliva. También es perfecto para ensaladas, guisos ligeros o como ingrediente principal en tapas y platos al estilo mediterráneo. Acompañarlo con vegetales o cereales integrales hace que sea una comida equilibrada y deliciosa.

Pescados blancos (y mariscos)

- **Frecuencia.** De dos a cuatro raciones a la semana.
- **Beneficios.** Además de ser rico en proteínas de alta calidad, el bacalao, la merluza, la dorada… aportan nutrientes esenciales, como las vitaminas del grupo B, básicas para el metabolismo energético y el sistema nervioso. También es una gran fuente de minerales —selenio, zinc, fósforo, potasio…— que apoyan la función inmunitaria y la salud ósea.

- **Diferencias y similitudes con otras dietas.** La dieta Reina comparte con las otras tres la importancia de su consumo frecuente.
- **Impacto en la longevidad.** Como son ricos en proteínas magras, su consumo regular ayuda a mantener una composición corporal saludable, esencial para reducir el riesgo de dolencias relacionadas con la obesidad, como la diabetes tipo 2 y las enfermedades cardiacas.

  La alta calidad de sus proteínas preserva la masa muscular,[19] algo crucial para mantener la movilidad y prevenir caídas y fracturas en la vejez. Además, su alto contenido en minerales como el selenio y el zinc, actúa como antioxidante, protegiendo las células del daño oxidativo, y promoviendo un buen envejecimiento.
- **En la cocina.** Los pescados blancos y el marisco se adaptan a múltiples recetas. Puedes cocinarlos al vapor, a la plancha, al horno o en papillote para mantener su sabor natural y sus nutrientes. Son ideales en sopas, guisos ligeros o incluso como base de platos frescos como ceviches o ensaladas. Acompañarlos con verduras y cereales integrales es una forma excelente de equilibrar el plato y potenciar sus beneficios nutricionales.

Frutos secos y semillas

- **Frecuencia.** De uno a dos puñados al día.
- **Beneficios.** Son fuentes concentradas de grasas saludables, proteínas, fibra y micronutrientes, como el calcio y el magnesio, cruciales para la salud ósea.
- **Diferencias y similitudes con otras dietas.** La dieta de Oki-

nawa incluye más que las demás. En la dieta Reina propongo uno o dos puñados al día porque su consumo está relacionado con una menor incidencia en enfermedades cardiovasculares, cáncer y mortalidad por diabetes y problemas respiratorios,[20] y estas, vuelvo a remarcarlo, son algunas de las principales causas de muerte en la mujer (capítulo 2).

- **Impacto en la longevidad.** Su consumo regular se asocia con una reducción del riesgo de dolencias crónicas, como enfermedades cardiovasculares, diabetes tipo 2 y ciertos tipos de cáncer. La vitamina E, presente en muchos frutos secos, es un potente antioxidante que protege las células del daño oxidativo y ralentiza el proceso de envejecimiento.
- **En la cocina.** Son ideales para enriquecer diferentes platos. Puedes incorporarlos en ensaladas, yogures o cremas. También funcionan muy bien como tentempié saludable o como topping en ensaladas, salteados de verduras o tostadas.

Lácteos

- **Frecuencia.** De una a tres porciones al día.
- **Beneficios.** Los fermentados (yogur, queso…) proporcionan calcio, vitamina D y probióticos que mejoran la salud ósea y digestiva.
- **Diferencias y similitudes con otras dietas.** Al igual que la dieta Reina, la mediterránea también los incluye, en especial en forma de queso y yogur fermentado. Ambas destacan sus beneficios para la salud digestiva debido a su alto contenido en probióticos.
- **Impacto en la longevidad.** Su consumo regular, en concreto de productos fermentados, se ha asociado con menos

incidencia de cáncer,[21] osteoporosis y desarrollo de diabetes,[22] y más mineralización ósea.[23] Por otra parte, los probióticos presentes en los fermentados promueven un microbioma intestinal saludable, lo que se relaciona con un menor riesgo de inflamación crónica y de padecer enfermedades relacionadas con la edad, lo que contribuye a tener una vida más larga y saludable.

- **En la cocina.** Los lácteos fermentados, acompañados con fruta fresca o frutos secos, son perfectos como postre o en los tentempiés. Esta combinación es deliciosa y ofrece un equilibrio ideal de nutrientes que mejora la salud digestiva y aporta saciedad.

Grasas proinflamatorias, azúcares y alcohol

- **Frecuencia.** Mi recomendación es que los eliminemos o los limitemos al máximo, haciendo un consumo ocasional (una vez a la semana o cada quince días).
- **Diferencias y similitudes con otras dietas.** Esta es una verdad que incomoda y que generalmente no es bien recibida, pero el vino no es cardiosaludable. La dieta mediterránea defiende su consumo y sugiere hasta siete copas a la semana para los hombres y cinco para las mujeres. Este enfoque dietético se defiende porque se ha dicho que el resveratrol y otros antioxidantes presentes en el vino tinto pueden ofrecer propiedades cardioprotectoras. Sin embargo, es importante destacar que el consumo de alcohol no mejora la salud cardiovascular. La dieta Reina adopta un enfoque más cauteloso: enfatiza que se minimice para reducir el riesgo de inflamación crónica y las enfermeda-

des asociadas con el envejecimiento. Este enfoque es particularmente relevante en las mujeres, ya que su consumo excesivo puede aumentar el riesgo de cáncer de mama y otros problemas de salud.

- **Impacto en la longevidad.** Reducir el consumo de grasas saturadas y trans, azúcares añadidos y alcohol es esencial para minimizar el riesgo de inflamación crónica y de dolencias relacionadas con el envejecimiento, como diabetes tipo 2, enfermedades cardiovasculares y ciertos tipos de cáncer. Al limitar estos componentes en la dieta, se promueve un perfil lipídico saludable, se reduce la carga glucémica y se apoya un equilibrio hormonal óptimo, lo que contribuye a disfrutar de una vida más larga y saludable.

¿Y cómo lo organizo?

Después de todo lo que te he explicado respecto a la frecuencia de consumo, igual te sientes abrumada, pero te aseguro que organizar esta información es más fácil de lo que parece. En primer lugar, te recomiendo que pienses en la **rotación**: si a mediodía comes carne blanca, decántate por otra proteína por la noche, como un pescado blanco, por ejemplo. Si te preparas una ensalada para comer, toma una crema de verduras para cenar. Esta rotación te ayudará a cubrir las frecuencias de consumo casi sin pensarlo.

El **uso de los colores** es la regla que siempre explico por las redes, y para ello uso la analogía de la comida arcoíris. Siempre que puedas, intenta añadir al menos tres vegetales al plato. Prepara cremas y ensaladas en las que incluyas tres verduras u hortalizas diferentes, y este sencillo hábito te ayudará a proporcionar una mayor variedad de vitaminas y minerales a tus comidas.

Ya hemos aprendido la frecuencia de consumo de la dieta Reina y hemos visto su justificación científica y metabólica, pero ¿qué cantidad de cada alimento debemos poner en el plato? Esta es una de las preguntas que más me plantean por las redes… Una de las herramientas que uso en consulta para saber el tamaño de las raciones es la **medida de las manos**, una buena referencia a la hora de conocer la cantidad de alimento que aconsejo incluir en el plato.

El tamaño de las raciones y el plato Reina

Grupo de alimentos	Tamaño de la ración
Aceite de oliva virgen extra	la yema del pulgar
Frutas	muy grandes: la mitad, como ½ mango… grandes: 1, como 1 manzana, 1 pera… medianas: 2, como 2 mandarinas… pequeñas: 1 puñado abierto, como de fresas, arándanos…
Verduras	lo que cabría en las dos manos juntas con volumen
Huevos	1 o 2 huevos y varias claras
Legumbres	1 puñado abierto
Hidratos de carbono de cereales integrales: pan, pasta…	1 ración de pan: equivale al que cabría en la palma de la mano 1 puñado cerrado de pasta
Carnes blancas	la mano y un poco más
Carnes rojas	la mano
Pescados azules	la mano
Pescados blancos	la mano y un poco más
Frutos secos y semillas	1 puñado cerrado
Lácteos	1 vaso de leche, 1 yogur, queso curado del tamaño del dedo pulgar…

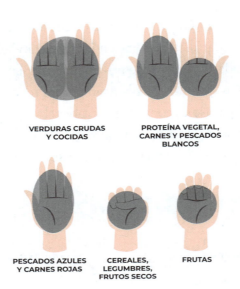

Nota: La palma de la mano es la base sin los dedos. Una mano es la palma y los dedos. Cuando hablamos del tamaño de una ración de carne, el grosor también es el de la parte baja de la mano.

Otra forma de medida muy sencilla que suelo utilizar es el **plato Reina**. Para dibujarlo, en su momento me inspiré en el plato de Harvard, pero las proporciones son distintas. El plato Reina tiene un poco más de un cuarto de ración de proteínas, mientras que el de Harvard es de un cuarto justo; de igual forma, la ración de cereales (integrales) en este ocupa un poco menos de un cuarto (un octavo), mientras que en el de Harvard también es un cuarto. Ambos coinciden en la proporción de vegetales, que ocupa la mitad del espacio.

La justificación de las proporciones del plato Reina es muy fácil de comprender, especialmente después de todo lo explicado: su enfoque proporciona más proteínas para fortalecer el sistema inmunitario, prevenir fracturas óseas, aumentar la saciedad

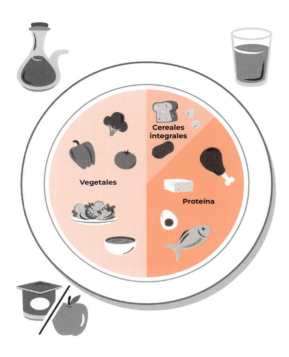

y mejorar el metabolismo. Recomiendo utilizar raciones más pequeñas de hidratos de carbono, preferiblemente en su versión integral, para optimizar la energía, favorecer el perfil lipídico, cuidar la microbiota y reducir el riesgo de diabetes.

La ración de vegetales es similar a la del plato de Harvard, pero con una observación importante: insisto en incluir una variedad de colores en los vegetales (comida arcoíris) para garantizar una correcta ingesta de vitaminas y minerales que ayude a reducir la inflamación crónica asociada con el envejecimiento y, con ello, disminuya el riesgo de desarrollar enfermedades.

Las grasas se encuentran en las raciones de proteínas de origen animal, el aliño de ensaladas y cremas de verduras, y el tipo de cocción de los alimentos. De este modo, con un recurso tan simple como el plato Reina, podemos asegurarnos de consumir los nutrientes necesarios para vivir mejor. Este es el plato que recomiendo a mediodía. Si después de estas explicaciones aún no sabes cómo organizarte, no te preocupes; en el capítulo «El santo grial de la juventud» (página 227) encontrarás un menú sencillo que te orientará.

Para que te hagas una idea de cómo aplicar el plato Reina en tu día a día, aquí van tres ejemplos:

1. Salmón a la plancha (proteína de alta calidad y grasas saludables) con una ensalada de hojas verdes, zanahoria y pimiento (que ocupe la mitad del plato y aporte variedad de colores y antioxidantes) y una porción de quinoa (hidratos de carbono). Cocina y aliña con aceite de oliva.
2. Pollo al horno con brócoli, calabacín y tomate asado, con una batata mediana asada. Cocina y aliña con aceite de oliva.
3. Salteado de tofu (fuente vegetal de proteína) con espinacas, champiñones y zanahorias, acompañado de una ración de quinoa. Cocina y aliña con aceite de oliva.

Beneficios de la dieta Reina

Después de haber trabajado con más de dos mil mujeres en consulta desde 2016, puedo afirmar que la dieta Reina, con sus frecuencias de consumo y proporciones específicas del plato Reina, reduce significativamente la predisposición a enfermedades crónicas. Entre el 92 y el 96 por ciento de las pacientes que siguen este enfoque combinado con actividad física (capítulo 5), empiezan a experimentar una reducción en el contorno de la cintura y en el índice cintura-cadera (ICC) en un periodo de entre una y cuatro semanas.

El ICC es una medida que compara la circunferencia de la cintura con la de la cadera. Se utiliza para evaluar la distribución de grasa en el cuerpo y el riesgo vinculado a enfermedades cardiovasculares y metabólicas. Un ICC alto, de 0,84 centímetros o superior, indica una mayor acumulación de grasa en el abdomen, lo que se asocia con un mayor riesgo de padecer enfermedades crónicas y cardiovasculares.

Para calcular tu ICC, divide el contorno de tu cintura por el de cadera. Por ejemplo: si tu cintura mide 88 centímetros y la cadera 100, dividir cintura por cadera te da un resultado de 0,88, un ICC de riesgo coronario o cardiovascular (RCV).

Categoría	Mujeres (ICC)	Hombres (ICC)
Bajo riesgo	< 0,80	< 0,90
Riesgo moderado	0,80 - 0,84	0,90 – 0,99
Alto riesgo	≥ 0,85	≥ 1,00

Nota: Estos valores pueden variar ligeramente según la fuente y la población estudiada. Por ejemplo, la OMS y otras guías médicas pueden ofrecer cifras similares con pequeñas diferencias.

Además, con la dieta Reina, los análisis reflejan mejoras significativas en el perfil lipídico, con aumentos en los niveles de HDL y reducciones en el de LDL y triglicéridos. También se observa una disminución en los marcadores inflamatorios, como la IL-6 y la proteína C-reactiva (PCR). Las pacientes con diabetes y prediabetes muestran mejoras notables en la resistencia a la insulina, y muchas reportan, a las pocas semanas, un aumento de energía, bienestar y vitalidad, factores esenciales para una longevidad saludables.

La dieta Reina está diseñada para satisfacer las necesidades nutricionales específicas de las mujeres, especialmente a partir de los 40 años, cuando los cambios hormonales comienzan a ser más evidentes. Este enfoque antiinflamatorio promueve una alimentación equilibrada que apoya la salud ósea, muscular, cardiovascular y metabólica. Además, los antioxidantes de los alimentos incluidos en ella protegen los telómeros y mejoran la salud celular, contribuyendo a un envejecimiento más saludable.

En resumen, la dieta Reina no solo comparte los principios de otras dietas de longevidad, sino que los adapta a las necesidades únicas de las mujeres, ofreciendo una guía completa y efectiva para envejecer de forma saludable y mantener la vitalidad a lo largo de los años.

4

¿La clave para vivir más es ayunar y comer menos?

Durante décadas, la restricción calórica (RC) ha llamado la atención de científicos y expertos de la salud debido a su potencial para alargar la vida. En los últimos años, ha ganado popularidad por su asociación al ayuno intermitente en los medios de comunicación y las redes sociales.

Este enfoque consiste en reducir la ingesta calórica diaria sin comprometer la nutrición, es decir, asegurándonos de que el cuerpo reciba todos los nutrientes necesarios para su correcto funcionamiento. Este punto es importante, porque he llegado a ver auténticas barbaridades: reducir más de un 30 por ciento la ingesta diaria sin organización ni una buena distribución de los nutrientes; eliminar grupos de alimentos porque en algún momento han dicho que engordan, inflaman, producen cáncer...; o hacer ayunos muy largos sin tener una idea clara de cómo comer durante la ventana metabólica (horas en las que se permite hacerlo).

Este desorden, lejos de propiciar la longevidad, puede aumentar las posibilidades de enfermar por deficiencias nutricionales, debilitamiento del sistema inmunitario, pérdida de masa muscular o alteraciones hormonales. Cuando la restricción calórica o el ayuno intermitente no se planifican, pueden provocar desequilibrios graves en el cuerpo y poner en riesgo la salud, en vez de mejorarla.

A medida que envejecemos, los cambios metabólicos y celulares se vuelven más evidentes, y comer menos se ha propuesto como una estrategia para retrasar estos procesos y mejorar la calidad de vida. Durante el proceso de restricción calórica se activan diferentes mecanismos, algunos de los cuales te sonarán: mejora la resistencia a la insulina, la actividad de las centrales eléctricas o mitocondrias (capítulo 2) y reduce el estrés oxidativo. Pero también provoca procesos de los que no hemos hablado, como la autofagia celular y la disminución de la hormona IGF-1.

Beneficios de la restricción calórica

Los radicales libres son moléculas inestables que dañan nuestras células y nuestro ADN. A medida que envejecemos, este proceso se acelera y es conocido como «estrés oxidativo». Comer menos puede ayudar a reducir este **estrés oxidativo**, lo que desacelera el envejecimiento y el riesgo de padecer enfermedades crónicas.

Al reducir la cantidad de calorías que consumimos, también disminuye la velocidad a la que funciona el cuerpo (metabolismo más lento). Esto, a su vez, reduce la producción de radicales libres y como resultado, disminuye el estrés oxidativo, lo que, como hemos visto, reduce el riesgo de algunas enfermedades.

Pero ojo, es importante saber que un metabolismo muy lento también puede tener efectos no deseados, como el aumento de grasa corporal y la pérdida de masa muscular. Esto significa que, aunque la restricción calórica pueda ser beneficiosa, es esencial encontrar un equilibrio adecuado para no comprometer la salud metabólica ni la composición corporal. Quiero destacar esta diferencia, especialmente en el caso de las mujeres, ya que es fundamental diferenciar entre una restricción calórica planificada y comer muy por debajo de las necesidades nutricionales. Lo segundo no solo puede dañar la salud a largo plazo, sino también afectar el equilibrio hormonal, la energía y la composición corporal. No se trata simplemente de ingerir menos calorías, sino de asegurarse, además, de que los alimentos sean equilibrados y adecuados a las necesidades específicas de nuestro cuerpo.

La restricción calórica, si se hace de manera controlada y consciente, pretende cubrir la ingesta de nutrientes esenciales y, al mismo tiempo, reducir la cantidad de energía consumida sin sacrificar la salud metabólica ni la composición corporal. Es básico entender que la calidad y la cantidad de lo que comemos juegan un papel fundamental en cómo el cuerpo se mantiene sano y fuerte. Por lo tanto, quiero que, como mujeres, olvidemos la idea de que «comer poco» es sinónimo de salud. En su lugar, debemos tomarlo como un enfoque equilibrado y personalizado hacia la alimentación que respete las necesidades individuales.

Otro beneficio de la restricción calórica es su capacidad para mejorar la **sensibilidad a la insulina**. Ya hemos visto que es una hormona clave en el metabolismo de la glucosa, es decir, ayuda a introducirla en la célula para producir energía. Si no tenemos una buena sensibilidad a la insulina, no podemos aprovecharla como energía, y entonces se produce un excedente de glucosa que se acumula en forma de grasa abdominal (capítulo 2). Si tenemos una mejor sensibilidad, se reduce el riesgo de diabetes tipo 2 y otros problemas metabólicos. Por lo tanto, comer un poco menos puede mantener unos niveles saludables de glucosa en la sangre, reducir la inflamación crónica y mejorar la función metabólica general, lo que contribuye a un envejecimiento más saludable.

Otro de los mecanismos clave que se activa con la restricción calórica es la **mejora de la biogénesis mitocondrial.** A medida que envejecemos, las mitocondrias —las centrales energéticas de las células— se vuelven menos eficientes, lo que aumenta la producción de radicales libres y reduce la energía disponible para las funciones celulares. Comer menos no solo estimula la creación de nuevas mitocondrias, sino que mejora la función de las existentes, lo que ayuda a mantener la producción energética a nivel celular y reduce el daño oxidativo. Además, la restricción calórica puede influir positivamente en la replicación celular al reducir el desgaste de los telómeros, los capuchones protectores del ADN que se acortan con el tiempo y contribuyen al envejecimiento celular. Al preservar su integridad, la restricción calórica podría prolongar la vida útil de las células y, en consecuencia, influir en la longevidad.

Por último, reducir un poco la ingesta energética **modula la señalización del factor de crecimiento similar a la insulina 1** (hormona IGF-1). Explicado de forma sencilla, la restricción calórica (RC) actúa como un semáforo que regula la actividad del IGF-1, una hormona importante que influye en el crecimiento, el metabolismo y el envejecimiento. Sería como el tráfico en una intersección concurrida: si el semáforo siempre está en verde, el tráfico (o IGF-1) fluye sin control, lo que puede provocar un mayor riesgo de accidentes —en este caso, de desarrollar enfermedades como el cáncer—, y de un envejecimiento más rápido.

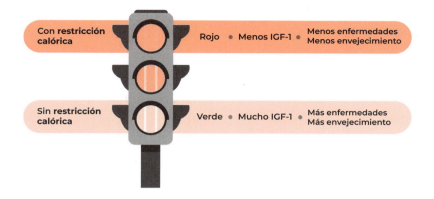

Reducir el consumo de energía, disminuye los niveles de IGF-1, lo que permite que las células se reparen y funcionen de manera ordenada. Este control ayuda a que el cuerpo envejezca más despacio y reduce el riesgo de enfermedades relacionadas con la edad, como el cáncer. En resumen, al regular la señal de IGF-1, la restricción calórica controlada actúa como un semáforo bien ajustado que previene las enfermedades.

Además de todos estos beneficios, la restricción calórica también desempeña un papel fundamental en la activación de un proceso clave llamado **autofagia**, el sistema de reciclaje de las células que permite que se reutilicen para crear nuevas estructuras celulares.

Autofagia

La autofagia es un proceso crucial en el que las células descomponen y reciclan los componentes dañados o innecesarios. Durante la restricción calórica, la autofagia se activa como forma de conservar la energía y mantener la salud celular. Al eliminar los componentes celulares disfuncionales, ayuda a prevenir la acumulación de proteínas dañadas y mitocondrias defectuosas, lo que reduce el riesgo de enfermedades degenerativas como el alzhéimer y el párkinson. Además, promueve la regeneración de células y tejidos, lo que contribuye a la longevidad.

Imagina que tu casa es como una gran célula con diferentes habitaciones, muebles y objetos que necesitas para vivir cómodamente. Con el tiempo, algunas de esas cosas se desgastan o se rompen, como un electrodoméstico que ya no funciona o unos muebles demasiado deteriorados. Si nunca limpias ni te deshaces de esos objetos, empezará a llenarse de trastos que acumularán polvo y desorden, lo que hará que vivir en ella sea cada vez más incómodo y complicado.

La autofagia es como el sistema de limpieza profunda de tu casa. Gracias a él, identificas los objetos rotos o innecesarios —componentes celulares dañados— y los reciclas o eliminas para que no sigan ocupando espacio ni interfiriendo en el buen funcionamiento del hogar. De manera similar, cuando activamos la autofagia mediante la restricción calórica, las células comienzan a limpiar su interior: se deshacen de componentes dañados que, de otro modo, podrían acumularse y causar problemas, como enfermedades neurodegenerativas.

Principales estudios científicos

Existen muchos estudios relacionados con la restricción calórica, pero he escogido cuatro por su gran impacto. Los dos primeros se realizaron con monos en un plazo de varias décadas, y han sido fundamentales para entender los efectos de la restricción calórica en la salud y la longevidad. El CALERIE es el más importante, hasta la fecha, realizado en humanos. Todos han aportado una visión de cómo la restricción calórica puede influir en la salud, la prevención de enfermedades relacionadas con la edad y la posible extensión de la vida útil.

Estudio de Wisconsin[1]

En 1989, el estudio del Centro Nacional de Investigación de Primates de Wisconsin inició uno de los experimentos más citados en el campo de la restricción calórica. Dividió a unos monos en dos grupos: un grupo recibió una dieta normal y el otro fue alimentado con un 30 por ciento menos de calorías, pero le proporcionaba todos los nutrientes esenciales.

Los resultados, publicados en 2009, mostraron que los monos sometidos a restricción calórica tenían una mejor salud general en comparación con los que seguían una dieta normal. En concreto, se redujo la incidencia de dolencias relacionadas con la edad, como diabetes, enfermedades cardiovasculares y cáncer. Además, el estudio sugirió una tendencia hacia una mayor longevidad, ya que, a los 20 años, casi el 50 por ciento de los que seguían una dieta normal habían muerto, en comparación con solo el 20 por ciento de los del grupo de restricción calórica. Estos datos indicaron que comer menos podría no solo mejorar la salud durante el envejecimiento sino también alargar la vida útil en los primates.

Estudio del NIH[2]

De forma paralela, los Institutos Nacionales de Salud (NIH, por sus siglas en inglés), en Bethesda, Maryland, también realizaron un estudio similar en monos Rhesus, que comenzó en la misma época que el de Wisconsin. Sin embargo, cuando se publicaron los resultados en 2012, se observó una disparidad importante. A diferencia del estudio de Wisconsin, el del NIH no encontró una extensión significativa de la vida en los monos que siguieron la restricción calórica. La tasa de mortalidad entre los restringidos calóricamente y los que seguían una dieta normal no mostró una diferencia notable en términos de longevidad. Sin embargo, los monos con restricción calórica presentaron una menor incidencia de dolencias relacionadas con la edad, como diabetes, cáncer y enfermedades cardiovasculares. Esto sugiere que, aunque la restricción calórica no prolongó su vida, mejoró su calidad al reducir la carga de enfermedades durante el envejecimiento.

Las diferencias en los resultados entre estos dos estudios generaron un debate en la comunidad científica sobre los factores que pueden influir en los efectos de la restricción calórica. Una de las principales diferencias fue la composición de la dieta. Mientras que los monos del estudio de Wisconsin fueron alimentados con una dieta basada en pellets (lo que permitía un control preciso de la ingesta calórica), los del NIH recibieron una dieta natural, pero en la que costaba llevar un control exacto de la cantidad de calorías consumidas, lo que podría haber afectado a los resultados.

Otra posible explicación es la diferencia genética entre los primates de las dos colonias, así como las desigualdades en el manejo y la edad en que se inició la restricción calórica. En el estudio de Wisconsin, los monos comenzaron ya adultos, con entre 7 y 14 años, y, en el NIH, cuando eran muy jóvenes. Esta diferencia en la edad de inicio de la restricción calórica es otra de las posibles explicaciones para las diferencias en los resultados de ambos estudios. Se piensa que la edad al inicio de la restricción puede influir en cómo responden los organismos en términos de longevidad.

Aunque ambos estudios mostraron que la restricción calórica puede mejorar la salud metabólica y reducir la incidencia de enfermedades relacionadas con la edad, los resultados mixtos en cuanto a la longevidad sugieren que otros factores —como la composición de la dieta, la genética y el entorno— desempeñan un papel crucial. Es decir, la **restricción calórica no es el único elemento que interviene en la longevidad.**

Estudio de Baltimore[3]

El Baltimore Longitudinal Study of Aging (BLSA) es uno de los estudios más largos sobre la prolongación de la vida realizado en humanos. Se inició en 1958 y sigue en funcionamiento. Desde sus inicios, han participado unas tres mil doscientas personas.

Uno de los hallazgos del BLSA sugiere que una ingesta calórica moderada se asocia con un menor riesgo de enfermedades crónicas y, posiblemente, con una mayor longevidad. Este hallazgo apoya la idea de que mantener una composición corporal sana y evitar el sobrepeso puede contribuir a una vida más larga y saludable.

También ha documentado que ciertas enfermedades crónicas —como las cardiovasculares, la diabetes y el cáncer— afectan al proceso de envejecimiento. Los datos indican que una ingesta calórica adecuada puede reducir el riesgo de desarrollarlas.

Aunque los datos del BLSA sugieren una relación positiva entre la reducción moderada de la ingesta calórica y la longevidad, los resultados no son concluyentes en humanos. Esto se debe en parte a la variabilidad individual en la respuesta a la ingesta calórica y a otros factores como la genética, el entorno y el estilo de vida.

Estudio CALERIE[4]

El estudio CALERIE, realizado en doscientas veinte personas de entre 21 y 51 años, es el más importante de restricción calórica en humanos. En él había más mujeres (69,7 por ciento) que hombres, y la media de IMC era de 25, es decir, la mitad de los participantes tenían un sobrepeso moderado. Pese a que la idea inicial era que tuvieran un 25 por ciento de restricción calórica (una barbaridad, en mi opinión), al final se optó por una restricción media del 11 por ciento. Ocho participantes tuvieron que interrumpir el tratamiento, uno por un IMC bajo, tres por pérdida de densidad ósea y cuatro por anemia. Más tarde, cinco de estos participantes reanudaron la intervención después de que estos problemas se resolvieron. Finalmente, tres pacientes no regresaron al estudio: uno debido a un déficit persistente de densidad mineral ósea y dos por anemia que no se resolvió, lo que llevó a su retiro permanente de la intervención.

En cuanto a los resultados, pudimos ver que los participantes perdieron una media de siete kilos en dos años, lo que tuvo efectos positivos en varios factores de riesgo cardiometabólico, como la presión arterial, lo que podría reducir el riesgo de enfermedades cardiovasculares y metabólicas a largo plazo. También se observó una disminución en los marcadores inflamatorios (TNF-α y PCR), lo que podría contribuir a un menor riesgo de enfermedades crónicas relacionadas con la inflamación.

Aunque el estudio CALERIE proporcionó datos valiosos sobre los efectos de la restricción calórica en la salud, debido a su duración limitada (2002-2012) no se pudo determinar si prolonga la vida en los seres humanos. Sus efectos sobre la longevidad solo podríamos conocerlos de manera concluyente a través de estudios a muy largo plazo o mediante la observación de cohortes que practican la restricción energética a lo largo de su vida, lo cual es logísticamente complicado.

Aunque tanto el BLSA como el CALERIE han proporcionado datos sobre la relación entre la ingesta calórica y la mejora de parámetros de la salud como la resistencia a la insulina o el riesgo cardiovascular, la evidencia científica actual no es concluyente en cuanto a si la restricción calórica mejora de forma significativa la longevidad en los humanos. Asimismo, hemos de tener en cuenta que en algunos casos produjo pérdida de masa muscular, pérdida de densidad ósea y anemia, lo que indica que la restricción calórica debe hacerse siempre bajo la supervisión de un profesional.

En resumen, lo que sabemos a nivel teórico es que la restricción calórica puede reducir el estrés oxidativo, mejorar la sensibilidad a la insulina y activar la autofagia celular, y que todo ello podría contribuir a alargar la vida. Sin embargo, todavía faltan estudios a largo plazo en humanos que demuestren de forma concluyente que la restricción calórica prolonga la vida. Por lo tanto, mi opinión es que comer menos puede ser una herramienta que podemos utilizar con cuidado y bajo supervisión profesional, ya que, aunque no sabemos si alarga la vida, la teoría sugiere que podría hacerlo, y eso se relaciona con una incidencia menor de las enfermedades.

La restricción calórica en la mujer y su alternativa: *Hara Hachi Bu*

Las mujeres debemos abordar el control calórico con precaución debido a la influencia de la cultura de la dieta y las restricciones nutricionales que muchas hemos experimentado a lo largo de la vida. Durante años, hemos estado expuestas a mensajes que promueven la delgadez extrema y las dietas restrictivas, lo que puede llevarnos a mantener una relación complicada con la comida y el cuerpo.

En este contexto, la restricción calórica puede ser un arma de doble filo: por un lado, ofrece beneficios a la salud y, quizá, a la longevidad; por otro, puede reforzar patrones alimentarios restrictivos y peligrosos, en especial en mujeres que se han pasado la vida luchando con la imagen corporal y la autoaceptación. Además, una ingesta calórica demasiado baja puede provocar una pérdida de masa muscular, lo que es particularmente preocupante en mujeres mayores que ya están en riesgo de sarcopenia, pérdida de densidad ósea y anemia.[5]

Por lo tanto, es crucial que, si eres de las mujeres que consideran la restricción calórica, lo hagas con el apoyo de un profesional de la salud y te enfoques en mantener una nutrición equilibrada que incluya todos los grupos de alimentos necesarios para gozar de una salud óptima.

Una alternativa más accesible a la disminución de la ingesta calórica es el concepto japonés **Hara Hachi Bu**, que se traduce como «comer hasta sentirnos un 80 por ciento saciadas». Esta práctica, común en la dieta de Okinawa y que también trabajo en consulta, promueve la moderación y ayuda a prevenir el exceso de energía consumida.

El *Hara Hachi Bu* es menos exigente que la restricción calórica tradicional y puede ser más sostenible a largo plazo, ya que no requiere una reducción drástica de la ingesta. En lugar de enfocarnos en comer menos, se promueve la atención plena durante las comidas y fomenta una relación saludable con ellas, pero se evita la sensación de carencia.

Para ponerlo en práctica, recomiendo seguir las proporciones de la dieta Reina y preparar el **plato Reina** (capítulo 3). Con el fin de empezar a desarrollar la atención plena, mastica despacio e intenta alargar el tiempo de cada comida, al menos, veinte minutos. Mientras comas, el cuerpo segregará hormonas que contribuyen a la sensación de saciedad, como la leptina, y te ayudarán a no comer en exceso.

Ahora bien, a menudo no sabemos distinguir el *Hara Hachi Bu* ni las señales de hambre y saciedad. Si lo pensamos, no siempre nos han dejado sentirlas a lo largo de la vida. Cuando éramos bebés, nos inducían a comer incluso sin hambre, usando el juego del avión para hacer más atractiva la comida. De niñas, los horarios rígidos para comer, como el recreo o el almuerzo en el colegio, a menudo no coincidían con las señales naturales de hambre, de manera que nos obligaban a comer sin hambre o a no hacerlo cuando la sentíamos. En la adolescencia (y quizá durante toda la vida), cuando teníamos hambre, evitábamos comer para alcanzar ese ideal de belleza que tanto daño nos ha hecho. Y ahora, en la edad adulta, durante las reuniones familiares o celebraciones, a menudo se nos anima a comer más allá de la saciedad como muestra de aprecio por la comida que otros han preparado. Frases como «Come un poco más, que lo he preparado con cariño» o «¿No vas a repetir? ¡Lo tienes que probar todo!» son comunes en estos contextos, y todo esto puede haber atrofiado nuestras señales de hambre y saciedad.

Si no las sientes, no te agobies, es un aprendizaje. Si comienzas a comer más despacio y utilizas las proporciones del plato Reina y del Reina básico, las irás percibiendo. Te lo repito, no te agobies, es un proceso que acabará llegando.

¿Y qué me dices del ayuno intermitente?

Hablar del ayuno intermitente y de su impacto en la salud de la mujer y la longevidad presenta aún hoy muchos interrogantes, y es aventurarnos en un terreno que está poco explorado a largo plazo. Hay pocos estudios específicos sobre su impacto en las mujeres maduras, en especial si se compara con la cantidad de investigaciones realizadas entre hombres y poblaciones jóvenes. La mayoría de los estudios sobre el tema tienden a incluir a participantes masculinos o a no distinguir completamente entre los efectos en hombres y mujeres, lo que deja un área de investigación en desarrollo para comprender cómo el ayuno afecta a las mujeres posmenopáusicas o en las etapas de madurez.

Sin embargo, un estudio de 2021 aporta algo de luz sobre este tema al analizar el impacto del ayuno en mujeres premenopáusicas y posmenopáusicas con sobrepeso. Tras dos meses, las participantes mejoraron su composición corporal, pero no se observaron cambios significativos en otros indicadores importantes, como la masa grasa visceral, la presión arterial, el colesterol, la glucosa o los marcadores inflamatorios, como la IL-6.[6]

Más recientemente, una revisión sistemática de ensayos clínicos aleatorizados, con una duración media de cinco semanas, comparó el efecto del ayuno con el de las dietas de restricción calórica. Los resultados mostraron que, en adultos con sobrepeso y diabetes, ambos enfoques ofrecían beneficios similares en la salud metabólica.[7, 8] Dicho esto, el ayuno podría ser un patrón dietético útil para mejorar la composición corporal y la resistencia a la insulina en hombres y mujeres. Sin embargo, se necesitan estudios a más largo plazo para confirmar estos beneficios.

El impacto del ayuno intermitente sobre la longevidad se enfrenta a un desafío similar. Aunque cada vez son más las pruebas que sugieren que puede ser un método eficaz para prevenir enfermedades cardiovasculares y metabólicas,[9, 10] aún faltan estudios en humanos que demuestren su efecto directo sobre la longevidad. Esto es especialmente relevante porque, en modelos animales como bacterias, levaduras y ratones, el ayuno ha mostrado un potencial prometedor para prevenir enfermedades relacionadas con el envejecimiento, como la neurodegeneración, y promover una vida más larga.[11] Por todo ello, recomiendo cautela: aunque el ayuno intermitente tiene un gran potencial, es fundamental realizar estudios más profundos y a largo plazo para entender cómo impacta en nuestra salud. Estos estudios podrían ayudarnos a desarrollar estrategias más efectivas para prevenir enfermedades relacionadas con la edad y mejorar nuestra calidad de vida en la vejez. Esto podría ayudarnos a desarrollar nuevas estrategias para retrasar o prevenir enfermedades relacionadas con la edad y, en consecuencia, lograr una vida más saludable y longeva.[12]

El ayuno paso a paso

¿Significa esto que no podemos practicar el ayuno intermitente? En absoluto. Es una técnica más, pero debemos ser conscientes de que aún no conocemos sus efectos a largo plazo en humanos. Considero muy aventurado decir que es una herramienta *antiaging* cuando todavía no hay estudios de duración prolongada, pero no lo descarto. Lo que hoy sabemos con certeza es que puede ayudarnos a mejorar los parámetros analíticos y de composición corporal, sobre todo en casos de sobrepeso, y quizá favorece la longevidad saludable por su efecto en la prevención de algunas enfermedades. Una alimentación sana y un buen estilo de vida en el que se contemple la actividad física nos ayudará igual o de mejor forma, y contamos con estudios a más largo plazo (capítulo 5).

Si quieres probar el ayuno intermitente, en consulta solo lo aplico a mujeres que no han tenido trastornos alimentarios, ya que podría desencadenar patrones poco saludables. Tampoco lo uso en aquellas que tienen bajo peso o deficiencias nutricionales hasta que no he regulado esas carencias, ni en pacientes con diabetes tipo 1, porque hay riesgo de hipoglucemia. En los casos de diabetes tipo 2, realizo un seguimiento muy exhaustivo para ajustar bien los alimentos y evitar hipoglucemias. Y tampoco lo utilizo en mujeres embarazadas, pacientes con problemas de salud crónicos —renales, cardiacos o hepáticos— ni en mujeres con actividad física intensa porque, en algunos casos, puede no ser compatible con su rendimiento o recuperación.

Hecho el cribado, no implemento el ayuno hasta que mi paciente ha adquirido suficientes conocimientos de educación nutricional para aplicarlo de forma segura y efectiva. Antes de introducirlo, es crucial que sepa estructurar las comidas de forma equilibrada, conozca el tamaño de las raciones —plato Reina, por ejemplo—, siga un horario de alimentación regular y sepa reconocer y responder a las señales de hambre y saciedad. Solo cuando se establecen estas bases, incorporo el ayuno intermitente.

Recomiendo practicarlo durante un máximo de doce horas y en días alternos, en vez de hacerlo a diario, dado que eso favorece la adherencia a largo plazo. Asimismo, no ayunar cada día favorece que el cuerpo se adapte de forma gradual y se minimizan los riesgos que el estrés metabólico —hipoglucemias, pérdida de masa muscular, aumento del cortisol...— podría representar para la salud a medida que envejecemos.

Lo más importante es romper el ayuno con un desayuno que contenga proteínas para evitar la pérdida de masa muscular, en especial en mujeres maduras porque tenemos más facilidad para perder masa muscular. Además, es fundamental que sea suficientemente nutritivo y saciante para prevenir alteraciones en los niveles de glucosa en sangre. Por ello, en consulta, suelo recomendar la combinación de cinco grupos de alimentos para crear un desayuno completo y saludable que ayude a romper el ayuno de forma adecuada.

Solo doy dos normas sencillas: que siempre haya cereales integrales y, al menos, una fuente de proteína; y que se incluyan entre tres y cinco alimentos, en función del hambre.

1. **Lácteos:** yogur, kéfir, *skyr*, leche, queso fresco… Aunque no sean lácteos, incluyo aquí las bebidas vegetales, los yogures de soja… El tamaño de la ración es de un vaso, si es leche, y dos unidades si son yogures (125 gramos). Para el queso fresco, entre 40 y 60 gramos.

2. **Proteínas:** huevo, queso fresco, salmón ahumado, pechuga de pollo, tofu… El tamaño de la ración es de entre 50 y 80 gramos. Puedes comer uno o dos huevos, en función del hambre que tengas.

3. **Cereales integrales:** pan, cereales sin azúcar, tortitas, harinas… Siempre en su versión integral. También puedes incluir legumbres. El tamaño de la ración es de entre 40 y 60 gramos.

4. **Grasas cardiosaludables:** aceite de oliva, semillas, frutos secos, aguacate… El tamaño de la ración del aceite es una cucharadita, los frutos secos puedes medirlos en puñados cerrados y la de aguacate depende del resto de las comi-

das, aunque suelo recomendar entre un octavo y media ración.
5. **Frutas o vegetales:** puedes usar cualquier fruta de temporada que no esté en zumo o con azúcares añadidos. Siempre será un acierto, porque aporta las vitaminas necesarias en cada estación, aunque la congelada sin azúcares añadidos también sirve. De entre los vegetales, los que menos cuesta introducir en el desayuno son la rúcula, la lechuga, el tomate (que también es una fruta)…, pero come lo que te apetezca.

Ejemplo con cinco alimentos: una tostada de pan integral con aceite de oliva, un tomate en rodajas, una tortilla y un café con leche. Aquí se incluyen todos los grupos.

Ejemplo con tres alimentos: uno o dos yogures con cereales integrales y una fruta troceada.

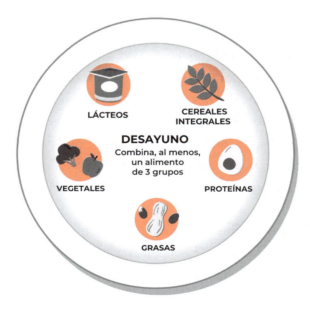

En conclusión, el ayuno intermitente puede ser una herramienta útil para mejorar la salud metabólica y podría contribuir a una longevidad saludable siempre y cuando se implemente con precaución y de forma personalizada. Es fundamental asegurarnos de que tenemos una base sólida de educación nutricional antes de iniciar esta práctica para evitar riesgos como la pérdida de masa muscular o alteraciones en los niveles de glucosa. Al seguir un enfoque gradual y bien planificado que incluya un desayuno equilibrado y nutritivo, el ayuno intermitente puede integrarse de forma segura y efectiva dentro de un estilo de vida saludable, en especial en mujeres maduras que buscamos prevenir la sarcopenia y otras complicaciones relacionadas con el envejecimiento.

Recuerda

- **Restricción calórica (RC).** Puede mejorar la salud y la longevidad, pero debe hacerse con precaución para evitar riesgos como la pérdida de masa muscular y la desnutrición. Una RC extrema o sin la planificación nutricional adecuada puede llevar a deficiencias nutricionales, pérdida de masa muscular y problemas hormonales.

- ***Hara Hachi Bu.*** Alternativa menos estricta que algunas restricciones calóricas. Esta práctica promueve comer hasta sentirte un 80 por ciento saciada y es una opción más sostenible y equilibrada que algunas restricciones calóricas Puedes combinarlo con el plato Reina.

- **Ayuno intermitente con precaución.** Aunque puede mejorar la composición corporal y la resistencia a la insulina, faltan estudios a largo plazo que confirmen el efecto de esta herramienta adicional en la longevidad humana, en especial entre las mujeres. Es importante personalizarlo y evitarlo si se tienen antecedentes de trastornos alimentarios, bajo peso o condiciones médicas, como diabetes tipo 1.

- **Importancia de una educación nutricional sólida.** Antes de iniciar la RC o el ayuno intermitente, asegúrate de haber adquirido suficientes conocimientos sobre cómo estructurar las comidas de forma equilibrada. También es fundamental aprender a reconocer y responder adecuadamente a las señales de hambre y saciedad para cuidar tu salud.

- **Romper el ayuno.** Un desayuno que rompa el ayuno de manera adecuada debe incluir proteínas para evitar la pérdida de masa muscular, en especial en mujeres maduras porque tenemos más facilidad para perder masa muscular y también debería incluir una ración de cereales integrales.

- **Consulta a un profesional.** Realiza estos cambios bajo la supervisión de un profesional de la salud, en especial si tienes condiciones médicas preexistentes.

5

Ejercicio y longevidad en la mujer

La actividad física es un pilar fundamental para mantener y potenciar la salud general a lo largo de la vida. No solo se trata de conservar una composición corporal saludable o mejorar la apariencia física; la actividad tiene un impacto profundo en casi todos los sistemas del organismo, desde el fortalecimiento cardiovascular hasta el incremento de la función cognitiva, pasando por la mejora del sistema inmunitario y la prevención de la osteoporosis. El ejercicio regular actúa como una medicina natural que previene enfermedades y favorece la calidad de vida en la vejez.[1]

De hecho, numerosos estudios han demostrado que la actividad física está estrechamente relacionada con una mayor longevidad. Una revisión de 2012 concluye que el ejercicio regular puede aumentar la esperanza de vida hasta casi siete años[2] y reducir el riesgo de enfermedades cardiovasculares y neurodegenerativas, diabetes tipo 2 y ciertos tipos de cáncer.[3] Para ilustrar estos conceptos, en este capítulo se presentarán casos reales de pacientes a las que he atendido en consulta —aquí aparecen con nombres ficticios para respetar su privacidad— y que muestran el impacto del ejercicio en su salud y bienestar.

Aunque la actividad física es buena para todos, diversos estudios sugieren que los beneficios pueden ser muy significativos para las mujeres. Tendemos a vivir más que los hombres, pero también nos enfrentamos a desafíos únicos a medida que envejecemos, como mayor pérdida de masa muscular y el aumento del riesgo de osteoporosis. El ejercicio, en especial el entrenamiento de fuerza con resistencia moderada, puede ofrecer beneficios significativos en la prevención de la sarcopenia (pérdida de masa muscular), la disminución de la densidad ósea y el deterioro funcional.[4] Y aunque puede aumentar la producción de radicales libres, un entrenamiento bien pautado, que respete los días de descanso necesarios y que tenga una intensidad adaptada a tu nivel puede mitigar estos efectos negativos y promover la salud, lo cual es crucial para prevenir caídas y fracturas, y mantener la longevidad.[5]

Beneficios específicos de la actividad física en la mujer

La actividad física no solo contribuye a la longevidad, sino que desempeña un papel crucial en la prevención de varias enfermedades y mejora significativamente la calidad de vida. A lo largo de los años, se ha demostrado que el ejercicio fortalece el corazón, los huesos y los músculos, y también protege la salud mental, reduce el riesgo de cáncer y combate los procesos inflamatorios que aceleran el envejecimiento. Incorporarlo de forma regular a la rutina diaria es una recomendación que os hago y una inversión directa en vitalidad física y emocional a largo plazo.

El impacto del ejercicio en la salud cardiovascular

La enfermedad cardiovascular es una de las principales causas de mortalidad entre las mujeres (capítulo 2). A pesar de que solemos desarrollar afecciones cardiacas más tarde que los hombres, nuestro diagnóstico puede ser más complicado debido a la presencia atípica de los síntomas. Mientras que los hombres suelen experimentar dolor agudo en el pecho durante un ataque cardiaco, las mujeres presentamos síntomas menos evidentes, como fatiga inusual, dificultad para respirar o dolor en la mandíbula, el cuello o la espalda. Estos signos a menudo no se asocian de inmediato con un problema cardiaco, lo que retrasa la atención y aumenta el riesgo de complicaciones graves.

Además de estar infradiagnosticadas, muchos estudios clínicos se centran en los hombres, lo que ha llevado a un enfoque diagnóstico y terapéutico menos adecuado para nosotras. Las pruebas convencionales, como la de esfuerzo y los electrocardiogramas, pueden ser menos efectivas en nuestro caso, lo que complica la detección temprana. Si a todo esto le sumamos los cambios hormonales tras la menopausia, que aumentan el riesgo cardiovascular, es fundamental hacer ejercicio regularmente, en especial actividades aeróbicas como caminar, correr o nadar, que nos ayudarán a mantener el corazón sano.

El ejercicio aeróbico reduce la presión arterial y los niveles de glucosa en sangre, y mejora el perfil lipídico —aumenta el colesterol HDL y disminuye el LDL—, factores que contribuyen a la salud cardiovascular.[6] Según un estudio publicado en el *Journal of the American Heart Association* (2016), las mujeres (y los hombres) que realizan al menos ciento cincuenta minutos de actividad física moderada a la semana (una media de

20 minutos al día), tienen un riesgo significativamente menor de desarrollar enfermedades cardiacas en comparación con las inactivas.[7]

El impacto positivo del ejercicio en la salud cardiovascular es indiscutible. Sin embargo, es importante destacar que no solo son beneficiosas las actividades físicas estructuradas, como las sesiones dirigidas en el gimnasio o salir a correr. Mantenerse activa a lo largo del día haciendo pequeños movimientos que no consideramos ejercicio formal también tiene un papel básico en la salud cardiaca. Aquí entra en juego lo que los investigadores han denominado la «paradoja del ejercicio», especialmente relevante en mujeres mayores de 50 años.

CURIOSIDAD
La paradoja del ejercicio en la mujer madura

Un hecho interesante que ha intrigado a los científicos durante años es la llamada «paradoja del ejercicio». A pesar de que, de media, las mujeres mayores de 50 años hemos tendido a hacer menos ejercicio formal que los hombres —como correr o levantar pesas—, solemos vivir más. Este fenómeno llevó a los investigadores a preguntarse: «¿Cómo es posible?».

La respuesta parece estar, además de en todo lo explicado en capítulos anteriores, en el tipo de actividad física que realizamos. Aunque a menudo no participamos en ejercicios intensos, muchas mujeres maduras se mantienen activas de manera menos formal pero constante: caminatas diarias, jardinería, subir escaleras o el cuidado del hogar son formas de mantenerse en movimiento que suman beneficios a lo largo del tiempo. Este fenómeno se conoce como «actividad física acumulada», y es una forma muy valiosa de cuidar la salud cardiovascular.

Sin embargo, los expertos son claros, y yo también. Esta idea no ha de servir como excusa para no ejercitarnos de manera formal, ya que el ejercicio estructurado —caminar a paso rápido, nadar, bailar, levantar peso…— es una herramienta clave para maximizar los beneficios a largo plazo. Así que, aunque estar en movimiento durante el día cuenta, complementarlo con una rutina de ejercicios aeróbicos o de fuerza es esencial para mantener un corazón sano y fuerte.

Reducción del riesgo de cáncer

El cáncer es otra preocupación importante para la salud de las mujeres, y el de mama es uno de los más comunes. Diversos estudios han demostrado que la actividad física regular puede reducir el riesgo de varios tipos de cáncer, incluyendo el de mama y el de colon.

La relación entre la actividad física y la reducción del riesgo de cáncer se debe a varios mecanismos. Primero, el ejercicio ayuda a regular los niveles hormonales, como los estrógenos y la insulina, implicados en el desarrollo de algunos tipos de cáncer. De hecho, las mujeres físicamente activas tienen un riesgo de cáncer de mama un 25 por ciento menor en comparación con las inactivas.[8] Una de las explicaciones es que el ejercicio mejora la función del sistema inmunitario, lo que ayuda al cuerpo a detectar y destruir las células cancerosas antes de que se multipliquen y se conviertan en tumores, y también promueve la regulación del porcentaje de grasa corporal, y eso es crucial, dado que la obesidad es un factor de riesgo conocido para varios tipos de cáncer.

CURIOSIDAD
La caminata que salva vidas

Un dato fascinante que pocos conocen es que algo tan sencillo como caminar regularmente puede tener un impacto significativo en la reducción del riesgo de cáncer de mama. Según un estudio publicado por la American Cancer Society, las mujeres que caminaban al menos siete horas a la semana tenían un riesgo un 14 por ciento menor de desarrollar cáncer de mama en comparación con las que dedicaban tres horas o menos a la semana a esta actividad.

El estudio destaca que no se trata de hacer ejercicio de alta intensidad, sino de mantenerse activa de forma consistente. Aunque todo tipo de ejercicio es beneficioso, incorporar caminatas regulares a la rutina diaria es una forma fácil y accesible de prevenir el cáncer.

Así que, aunque no te guste el gimnasio, salir a caminar con regularidad puede ser una herramienta poderosa para proteger tu salud a largo plazo.

Prevención de la osteoporosis y fracturas óseas

La osteoporosis es una enfermedad que afecta a un gran número de mujeres, en especial después de la menopausia, debido a la disminución de los niveles de estrógenos, esenciales para preservar la salud de los huesos. Esta pérdida de masa ósea incrementa de forma significativa el riesgo de fractura, que puede afectar gravemente a la movilidad y la calidad de vida al envejecer.

El ejercicio físico, en especial el entrenamiento de fuerza y las actividades de impacto moderado como correr o bailar, desempeñan un papel clave en la prevención de la osteoporosis. Estas actividades ayudan a estimular la formación de hueso nuevo y a mantener la densidad ósea. Un estudio publicado en *Osteoporosis International* (2006) demostró que las mujeres posmenopáusicas que practican ejercicio de fuerza de manera regular presentan una densidad ósea superior en comparación con las que llevan una vida sedentaria.[9]

Es importante recordar que la prevención de la osteoporosis y la mejora de la salud ósea no dependen solo del ejercicio. La alimentación juega un papel esencial en el proceso. Incluir suficiente calcio, vitamina D y proteínas de alta calidad en la dieta es clave para apoyar la formación y el mantenimiento de los huesos, en especial a medida que envejecemos. El ejercicio regular, junto con una nutrición equilibrada que incluya alimentos ricos en estos nutrientes, puede mejorar significativamente la densidad de los huesos y prevenir la pérdida de masa muscular. Así, una combinación de ambos es crucial para optimizar la salud ósea y muscular en la mujer madura.

CASO CLÍNICO
La osteoporosis de Ana

Hace unos años llegó a mi consulta Ana, una enfermera de Gran Canaria de 51 años que había experimentado una menopausia precoz y tenía una osteoporosis de cadera de la que acababa de enterarse por una densitometría ósea.

Me había conocido por Instagram y me escribió para iniciar juntas un plan. Hicimos un replanteamiento de su alimentación y empezó a asistir a clases de fortalecimiento muscular cuatro veces a la semana. Ana tuvo dificultades al principio, como la falta de motivación y la adaptación al ejercicio. Pero se comprometió, y realizaba levantamiento de pesas y caminatas a diario para mantener el cuerpo en movimiento. Unos meses más tarde, cuando ya había integrado la alimentación y una rutina de ejercicio, se apuntó a clases de yoga, lo que la ayudó a mejorar el equilibrio y la coordinación, de manera que redujo el riesgo de caídas.

Un año después, me envió un wasap con los resultados de su nueva densitometría: había logrado mejoras significativas en su densidad ósea, y el médico le programó la siguiente revisión en dos años, solo por control. Ana estaba orgullosa de los progresos que había logrado gracias a combinar alimentación, ejercicio y suplementación.

Trabajamos en equipo: médico, dietista y entrenadora personal. Lo único que Ana debía hacer a partir de ese momento era tomar vitamina D de por vida, seguir el plan de alimentación que le diseñé y mantener la actividad física. Con dedicación, no solo mejoró la salud ósea, sino que invirtió en su futuro, asegurándose una buena calidad de vida y preservando la independencia para los años venideros.

Prevención de la sarcopenia

A medida que envejecemos, las mujeres experimentamos una pérdida gradual de masa muscular, la sarcopenia, que comienza alrededor de los 30 años y se acelera después de los 50. Esta condición, caracterizada por una disminución progresiva de la cantidad y calidad de la musculatura, afecta a la fuerza, la movilidad y la capacidad para realizar actividades cotidianas. No solo se relaciona con la pérdida de funcionalidad, sino que incrementa el riesgo de caídas, fracturas y discapacidad. Aunque los hombres también la padecen, las mujeres tendemos a perder más masa muscular porque tenemos menos testosterona, una hormona clave en su preservación.

El entrenamiento de fuerza, junto con una adecuada alimentación, es una de las herramientas más efectivas para combatir la sarcopenia y mantener la calidad de vida. Levantar pesas, realizar ejercicios de fuerza con máquinas o utilizar bandas elásticas son formas excelentes de preservar y aumentar la masa muscular en adultas sanas.[10] Un estudio publicado en 2023 mostró que las mujeres maduras que entrenan fuerza al menos dos veces por semana experimentan una menor pérdida de masa muscular y conservan más fuerza en comparación con las que no la practican con regularidad.[11] Este entrenamiento mejora la fuerza muscular, la hipertrofia y la salud metabólica. El músculo es metabólicamente activo, lo que ayuda a regular el azúcar en la sangre —y previene enfermedades como la diabetes tipo 2—,[12] facilita el control del porcentaje de grasa corporal —lo que reduce el riesgo de obesidad— y desempeña un papel fundamental en la salud general a lo largo de la vida.

CASO CLÍNICO
Carmen

Hace dos años, Carmen, una mujer de 62 años, vino a mi consulta preocupada por la pérdida de fuerza que estaba experimentando. Aunque siempre había sido activa, notaba que tareas simples, como levantar las bolsas de la compra o abrir un bote de salsa de tomate, empezaban a costarle. Además, se sentía inestable al caminar y temía sufrir una caída.

Carmen me había oído hablar de la sarcopenia en una charla y, cuando expliqué algunos de los síntomas, se sintió identificada. Pocos días después me contactó para buscar ayuda y, tras evaluar su situación, le propuse un plan para frenar su progresión y recuperar parte de la masa muscular perdida.

Primero revisamos su alimentación. Como la mayoría de las mujeres que atiendo en consulta, estaba muy lejos de la cantidad recomendada de proteína diaria, no hacía ejercicio regular y era muy sedentaria. Rediseñé su alimentación para asegurarme de que obtuviera suficientes proteínas de calidad y los nutrientes necesarios para mantener la musculatura. La ayudé a entender el tamaño de las raciones utilizando el plato Reina y empezamos un programa de entrenamiento de fuerza específico y progresivo.

Al principio, a Carmen le costó adaptar su dieta a la cantidad de proteína recomendada. Como muchas de mis pacientes, sentía que estaba comiendo demasiado y temía aumentar de peso. Le pedí que confiara en el proceso, pues los cambios estaban diseñados para mejorar su salud sin perjudicar su peso. Poco a poco fue adaptándose a la nueva alimentación. Al cabo de tres meses, cumplía con casi todas las raciones de comida sin miedo a ganar peso y había integrado sesiones cortas de levantamiento de pesas y ejercicios con bandas elásticas tres veces por semana. Además, daba caminatas casi diarias a paso rápido (media hora) y, cuando tenía tiempo, hacía pilates para mejorar la estabilidad y prevenir las caídas.

Seis meses después, la mejoría era notable. No le costaba tanto cargar con las bolsas de la compra y se notaba más ágil y segura al caminar.

Mejorar la salud mental y prevenir la depresión

La salud mental es un aspecto básico del bienestar que se beneficia muchísimo de la actividad física. Las mujeres somos más propensas que los hombres a experimentar depresión y ansiedad, en especial durante los periodos de transición hormonal, como la menopausia. En este contexto, el ejercicio regular ha demostrado ser un antidepresivo natural muy efectivo.

Según una revisión publicada en *The Lancet Psychiatry* (2018), las personas que realizan ejercicio regularmente tienen un 43 por ciento menos de probabilidades de experimentar episodios de depresión si se comparan con las que no lo hacen.[13] Además, la actividad física mejora la calidad del sueño, lo que es básico para la salud mental. Un sueño adecuado no solo regula las emociones, sino que mejora la capacidad de manejar el estrés, creando un triángulo perfecto en el que el ejercicio, el buen descanso y la salud mental se refuerzan mutuamente.

La actividad física también promueve la liberación de endorfinas, neurotransmisores que mejoran el estado de ánimo y reducen la percepción del dolor, lo que contribuye a una mayor sensación de bienestar. Además, ayuda a reducir los niveles de cortisol, una hormona que el cuerpo libera como respuesta al estrés. Un nivel elevado y prolongado no solo aumenta la ansiedad, sino que se relaciona con otros problemas de salud, como el insomnio, el aumento de peso y la fatiga. Al reducir esta hormona del estrés, el ejercicio actúa como una herramienta para mitigar la ansiedad y mejorar el equilibrio emocional.

En resumen, la actividad física contribuye a mantener un cuerpo saludable y juega un papel crucial en la prevención de la depresión y la ansiedad en las mujeres, ya que promueve un equilibrio mental y emocional en todas las etapas de la vida.

CURIOSIDAD
La felicidad postejercicio es real

¿Sabías que el efecto eufórico después de hacer ejercicio, llamado el «subidón del corredor» (o *runner's high*), tiene una base científica? No, no es una sensación subjetiva. Al entrenar, el cuerpo libera endorfinas y anandamida, una sustancia química conocida como la «molécula de la felicidad». La anandamida es un endocannabinoide que actúa de forma similar a los compuestos presentes en el cannabis, pero de forma natural. Esta sustancia promueve la sensación de bienestar, la relajación y la felicidad, lo que reduce el estrés y mejora el estado de ánimo.

Lo más interesante es que no necesitas correr maratones para experimentarlo. Incluso una caminata rápida o una sesión corta de entrenamiento puede desencadenar la liberación de estas moléculas de la felicidad, lo que te ayudará a sentirte mejor tanto física como emocionalmente.

Actividad física e inflamación

El ejercicio, ya sea aeróbico o de fuerza, actúa como un remedio natural contra la inflamación crónica de bajo grado, uno de los principales factores que aceleran el envejecimiento (capítulo 2). Pero ¿cómo mejora la inflamación? Cuando te ejercitas, tus músculos se convierten en pequeñas fábricas: que producen unas proteínas llamadas «miocinas», con propiedades antiinflamatorias, que actúan como agentes de limpieza en el cuerpo. Estas recorren todo el sistema y neutralizan las citoquinas proinflamatorias —como la IL-6, que ya hemos visto con el aumento de grasa abdominal— que causan daños invisibles en el cuerpo. Piensa en las miocinas como un equipo de mantenimiento interno del cuerpo. Cuando haces ejercicio, estas proteínas trabajan para reducir la inflamación, neutralizando las sustancias que podrían causar daños a largo plazo. Es como si ayudaran a reparar pequeñas averías antes de que se conviertan en problemas más graves, manteniendo todo en equilibrio y funcionando de manera óptima.

Este efecto antiinflamatorio del ejercicio es crucial para reducir las dolencias crónicas que suelen aparecer con el paso de los años, como las enfermedades cardiovasculares, la diabetes tipo 2 y ciertos tipos de cáncer. Además, hay otra razón para mantenerte en movimiento: el ejercicio reduce la grasa visceral, la que no vemos pero que rodea los órganos internos, vinculada con la inflamación sistémica. Al reducirla, ayudamos al cuerpo a mantener un estado metabólico saludable y a proteger el corazón.

Un dato curioso que tal vez no sabías es que el mero hecho de ejercitarte convierte tu cuerpo en una especie de laboratorio natural. Mientras te mueves, no solo quemas calorías y fortaleces los músculos; estás activando mecanismos antiinflamatorios que tienen efectos duraderos. De hecho, las personas activas físicamente presentan niveles más bajos de marcadores inflamatorios, como la PCR y el TNF-alfa, ambos relacionados con enfermedades asociadas al envejecimiento.[14, 15] Así que, con cada paso que das o peso que levantas, ayudas a tu cuerpo a prevenir futuras enfermedades, y eso es más poderoso que muchos medicamentos.

Además de este efecto antiinflamatorio, el ejercicio tiene un impacto positivo en la salud metabólica. Al ejercitarte, ayudas al cuerpo a manejar mejor el azúcar en sangre, lo que reduce el riesgo de desarrollar resistencia a la insulina,[16] un problema que está en el origen de muchas enfermedades metabólicas, como la diabetes tipo 2. Mantener estos procesos bajo control no solo prolonga la vida, sino que mejora su calidad. Todo empieza por moverte un poco más cada día.

Los mejores tipos de actividad física para la longevidad

Incorporar diversos tipos de actividad física, equilibrar la intensidad con periodos de recuperación adecuados y mantenernos activas a diario son pilares fundamentales para promover la longevidad y alcanzar una mejor calidad de vida. Como dietista especializada en la salud de la mujer madura, no creo que exista un único tipo de ejercicio que garantice una longevidad saludable. Siempre abogo por la combinación de diferentes disciplinas, equilibradas con el descanso necesario, para garantizar que el cuerpo se fortalezca, se recupere y mantenga su vitalidad a lo largo del tiempo. En primer lugar, el **ejercicio aeróbico** es básico. También se conoce como «cardio», e incluye actividades como caminar, correr, nadar, ir en bicicleta… Esta actividad fortalece el corazón y los pulmones, y mejora la circulación y la capacidad de oxigenar del cuerpo. Diversos estudios han demostrado que las mujeres que realizamos actividades aeróbicas de forma regular reducimos de forma significativa el riesgo de enfermedades cardiovasculares.

Dentro de las actividades de cardio, las de bajo impacto —como caminar, nadar o andar en bicicleta— son excelentes para las mujeres mayores, ya que minimizan el estrés articular, lo que es especialmente importante para las que padecen artritis u otras dolencias en las articulaciones. Estas actividades mejoran la capacidad cardiovascular sin causar un desgaste articular significativo, de manera que son ideales para mantener un estilo de vida activo a lo largo de los años.

Las principales organizaciones de salud —como la American Heart Association y la Organización Mundial de la Salud (OMS)— recomiendan al menos ciento cincuenta minutos de ejercicio aeróbico moderado o setenta y cinco de ejercicio vigoroso semanales, combinados con entrenamiento de fuerza dos veces a la semana. Sin embargo, la Exercise and Sport Science Australia aumentó esos objetivos a doscientos diez minutos semanales de actividad moderada o ciento veinticinco de alto impacto, y dos o más sesiones de ejercicio de fuerza semanales.[17]

Por su parte, el **entrenamiento de fuerza** es fundamental

para alcanzar la longevidad, ya que, como hemos visto, ayuda a preservar la masa muscular y la densidad ósea. Este tipo de ejercicio incluye el uso de pesas, máquinas de resistencia o bandas elásticas, y es muy importante para las mujeres, dado que, a medida que envejecemos, tendemos a perder más masa muscular y densidad ósea que los hombres, de manera que aumenta el riesgo de osteoporosis.

Diversas investigaciones han demostrado que las mujeres que realizan ejercicio de fuerza al menos dos veces por semana experimentan mejoras en la fuerza, la movilidad y la densidad ósea, lo que reduce el riesgo de caídas y fracturas. Si nunca has levantado pesas, no te preocupes. Puedes comenzar con ejercicios sencillos y sin peso, y, poco a poco, ir aumentando la intensidad a medida que te adaptes. Lo importante es empezar, escuchar a tu cuerpo y avanzar poco a poco.

No puedo dejar de mencionar actividades como el **ballet para adultos**, el **yoga**, el **taichí**…, disciplinas fundamentales para mejorar la flexibilidad y el equilibrio, dos aspectos críticos a medida que envejecemos. Estas prácticas no solo favorecen la movilidad y la postura, lo que nos otorga una apariencia más juvenil, sino que contribuyen a una mayor consciencia corporal, clave para reducir el riesgo de caídas al mejorar la coordinación y la estabilidad.

El ballet para adultos, por ejemplo, combina coordinación y fuerza, y promueve una alineación corporal adecuada, lo que refuerza la estabilidad del tronco y mejora la capacidad de equilibrio. El yoga y el pilates, además de estirar y fortalecer los músculos, ayudan a cultivar una conexión más profunda entre mente y cuerpo, incrementan la flexibilidad de forma segura y previenen las lesiones.

Por su parte, el taichí es conocido por sus movimientos suaves y fluidos que no solo mejoran el equilibrio, sino que entrenan la mente para enfocarse, lo que refuerza la calma y reduce el estrés. Tanto el yoga como el taichí promueven el bienestar mental y liberan tensiones acumuladas, dos componentes fundamentales para tener una vida larga y saludable. Además, estas disciplinas activan el sistema nervioso parasimpático, que ayuda a regular el cortisol, la hormona del estrés, de manera que mejora la salud mental y la emocional, cruciales para la longevidad.

La combinación de estas actividades no solo mantiene el cuerpo en movimiento, sino que promueve un enfoque más holístico de la salud, donde el equilibrio entre actividad física, conexión mental y descanso contribuyen a un envejecimiento saludable.

Mi propuesta de entrenamiento

Llegadas a este punto, sé que a lo mejor estás pensando: «Vale, Bàrbara, me queda clara la teoría, pero ¿cómo lo pongo en práctica?». Pues bien, aquí te dejo un ejemplo de rutina semanal para mujeres mayores de 40 años en la que equilibro ejercicios de fuerza, aeróbicos y de flexibilidad con días de descanso. Se basa en las recomendaciones de las guías de salud y todo lo que he mencionado antes, pero recuerda que solo es una propuesta. Como en el caso de la alimentación, es importante que un profesional revise tu punto de partida, estado de salud, nivel de actividad física… para evitar que te lesiones. Este entrenamiento tiene un nivel medio, está pensado para mujeres que ya tienen algo de experiencia con el ejercicio. Si buscas algo menos intenso o vas a empezar desde cero, en «El santo grial de la juventud» (página 227) encontrarás un plan adaptado para principiantes que te ayudará a dar los primeros pasos con seguridad y confianza.

Lunes. Entrenamiento de fuerza (fullbody)

Calentamiento: entre cinco y diez minutos de marcha rápida o bicicleta.

Ejercicios de fuerza:
- **Sentadillas con peso corporal o mancuernas:** tres series de doce repeticiones.
- **Peso muerto con mancuernas:** tres series de diez repeticiones.
- **Press de pecho con mancuernas o en máquinas:** tres series de diez repeticiones.
- **Remo con mancuernas:** tres series de diez repeticiones.
- **Plancha abdominal:** mantén la posición treinta segundos, tres veces.

Enfriamiento: cinco minutos de estiramientos.

Martes. Ejercicio aeróbico de bajo impacto

Camina a paso ligero o nada durante treinta o cuarenta minutos. Si puedes hacer cambios de ritmo, genial: mejorarás la salud cardiovascular de forma más eficiente.

Estiramientos suaves: enfócate en las piernas, la cadera y la espalda para potenciar la flexibilidad.

Miércoles. Flexibilidad y fuerza suave (o descanso)

Clase de yoga (suave) para mejorar la flexibilidad y el equilibrio (entre treinta y cuarenta y cinco minutos).

Compleméntala con **ejercicios de peso corporal** ligeros, como **sentadillas** y **flexiones de brazos**.

Jueves. Entrenamiento de fuerza (enfoque en el tren inferior)

Calentamiento: entre cinco y diez minutos de bicicleta estática.

Ejercicios de fuerza para piernas y glúteos:
- **Estocadas hacia delante:** tres series de doce repeticiones por pierna.
- **Puente para glúteos:** tres series de quince repeticiones.
- **Patada de glúteos (*donkey kicks*):** tres series de quince repeticiones.
- **Peso muerto rumano con mancuernas:** tres series de doce repeticiones.

Enfriamiento: cinco minutos de estiramientos.

Viernes. Ejercicio aeróbico moderado

Camina rápido, trota suave o anda en bicicleta durante cuarenta minutos.

Alternativa: **clase de aeróbicos en agua** (nado libre o aquagym), excelente para reducir el impacto en las articulaciones.

Sábado. Flexibilidad y equilibrio

Ballet para adultos. Si me conoces desde hace tiempo, sabrás que me encanta el ballet clásico, así que es lo primero que te voy a recomendar (el consejito es tendencioso, ¡ja, ja!). Empecé a hacer ballet a los tres años porque tenía los pies planos, y lo practiqué hasta los 37 años. Ahora estoy en un momento de descanso, pero estoy segura de que lo retomaré: lo echo de menos y es muy completo.

Incluir el ballet en una rutina para mujeres mayores es una alternativa divertida y efectiva para trabajar el equilibrio y la flexibilidad. Sus movimientos, como los *pliés*, los *tendus*, los *grand battements*... fortalecen los músculos de las piernas, los glúteos y los músculos estabilizadores, y mejoran la movilidad de la cadera, mientras que el trabajo en el centro potencia el equilibrio. El ballet también promueve una postura correcta, clave para evitar problemas musculares y esqueléticos a medida que envejecemos. Si no te gusta el ballet, no te preocupes, puedes probar las clases de yoga, pilates o taichí.

Domingo. Descanso

El descanso forma parte de cualquier programa de ejercicio, ya que permite que el cuerpo se recupere y garantiza un buen rendimiento a largo plazo. Durante el ejercicio, en especial en el entrenamiento de fuerza, las fibras musculares sufren pequeños desgarros, algo necesario para el crecimiento y la fortaleza muscular. Sin embargo, la reparación de estas fibras y su fortalecimiento no se produce mientras entrenamos, sino durante los periodos de descanso. El descanso adecuado es esencial para que el cuerpo regenere y repare las fibras dañadas, haciendo que el músculo se vuelva más fuerte y resistente. Si no se le da el tiempo suficiente, el cuerpo no puede regenerarse, lo que aumenta el riesgo de sufrir lesiones y sobrecarga muscular.

Si no descansamos de forma adecuada, no podemos recuperarnos entre dos sesiones intensas. Esto no solo reduce el rendimiento físico, sino que puede provocar fatiga crónica, afectar negativamente al sistema inmunitario y reducir la calidad del sueño, factores esenciales para el bienestar y la longevidad. Incorporar días de descanso entre las sesiones de ejercicio de alta intensidad ayuda a prevenir el agotamiento y mejora la consistencia del entreno a largo plazo, lo que promueve una mejor calidad de vida.

Otro beneficio de descansar es su papel en la regulación hormonal. Durante los periodos de descanso, el cuerpo regula diversas hormonas fundamentales, como la testosterona y la del crecimiento, que son necesarias para la recuperación y regeneración muscular. Asimismo, el descanso mejora la sensibilidad a la insulina, lo que ayuda a regular los niveles de glucosa en sangre y reduce el riesgo de desarrollar resistencia a esta, además de otras enfermedades metabólicas, de manera que contribuye a disfrutar de una vida más larga y saludable.

En resumen, el reposo no debe verse como debilidad, sino como parte estratégica de un programa de ejercicio equilibrado. Permite que el cuerpo recupere la energía, repara el tejido muscular y mejora el rendimiento, aspectos esenciales para la longevidad y una vida activa.

Las barreras autoimpuestas para no hacer ejercicio

A pesar de los reconocidos beneficios de la actividad física para la salud y la longevidad, muchas mujeres nos enfrentamos a diversas barreras que dificultan la participación constante en el ejercicio. Pueden ser físicas, emocionales o prácticas, pero, para mantener un estilo de vida activo, no solo es esencial identificarlas, sino también encontrar estrategias efectivas para superarlas.

Una de las barreras más comunes es la **falta de tiempo**. En el ritmo agitado de la vida moderna —en la que se entrelazan responsabilidades laborales, familiares y sociales—, muchas mujeres sentimos que no tenemos tiempo para ejercitarnos. Sin embargo, es fundamental cambiar la visión de lo que implica ser físicamente activa. El ejercicio no se limita a largas sesiones en el gimnasio; puede integrarse de forma sencilla en la rutina diaria. Por ejemplo, caminar para ir al trabajo, subir por escaleras en vez de usar el ascensor o realizar actividades físicas con los hijos, la pareja o los amigos son maneras de mantenernos activas sin necesidad de dedicar un tiempo al ejercicio formal.

¿Y si lo que te frena no es el tiempo?

A veces lo que nos bloquea no es la falta de tiempo, sino el miedo a empezar o la creencia de que ya es tarde para hacer cambios significativos en la salud. Nos decimos: «Si no lo he hecho hasta ahora, ya no vale la pena». Pero… **¿y si solo necesitaras dar el primer paso?** Cada pequeña acción cuenta, nunca es demasiado tarde para comenzar a cuidarte.

La **fatiga** es otra barrera común, en especial al final de un largo día. El agotamiento físico y mental puede minar la motivación para movernos. Sin embargo, es importante reconocer que el ejercicio, lejos de aumentar el cansancio, puede revitalizar el cuerpo. Actividades moderadas, como una caminata suave o una breve sesión de yoga, no solo ayudan a combatir la fatiga, sino que mejoran el estado de ánimo y aumentan la energía. La clave está en comenzar con actividades sencillas de bajo nivel y, a medida que se convierta en un hábito, aumentar progresivamente la intensidad.

¿Qué te dice tu mente?

En ocasiones, el cansancio no proviene solo de lo físico, sino de la mente, que se ha acostumbrado a pensar: «No tengo la energía para esto». ¿Y si el ejercicio, en lugar de drenártela, te diera más vitalidad? Comienza con algo pequeño y sencillo. Al mover el cuerpo, notarás que el ejercicio no solo mejora tu físico, sino también tu estado mental y emocional.

Este efecto revitalizante se debe a varios mecanismos fisiológicos. Durante el ejercicio, el cerebro libera **endorfinas**, las hormonas de la felicidad, que generan una sensación de bienestar y ayudan a combatir el cansancio mental. Además, el aumento del **flujo sanguíneo** mejora la entrega de oxígeno y nutrientes a los músculos, lo que optimiza la producción de energía en las células y ayuda a reducir la fatiga física. Con el tiempo, el ejercicio también mejora la **función mitocondrial** y aumenta la capacidad de las células para producir energía de forma más eficiente.

Por otro lado, la actividad física **reduce los niveles de cortisol**, la hormona del estrés, lo que contribuye a disminuir la sensación de agotamiento y mejora la capacidad de recuperación del cuerpo. El ejercicio promueve también un **sueño más profundo y reparador**, lo que a su vez te aportará más energía al día siguiente. Estos efectos combinados explican por qué el ejercicio regular no solo combate la fatiga, sino que mejora el bienestar físico y mental.

Otro factor que muchas veces limita la participación en la actividad física es la **autoimagen negativa** o la falta de confianza.

En entornos de ejercicio —como gimnasios o clases grupales—, algunas mujeres podemos sentir inseguridad al compararnos con otras personas o temor a que nos juzguen. Para superar este obstáculo, siempre me gusta recordar a mis pacientes que el ejercicio es una experiencia personal. Participar en actividades donde nos sintamos cómodas o entrenar en casa con vídeos o guías online puede ser una excelente forma de empezar. Con el tiempo, la mejora en la condición física aporta mayor confianza en una misma.

¿A qué estás esperando?

A veces la comparación con las demás nos impide avanzar. Creemos que debemos ser perfectas desde el primer día. Pero recuerda: el ejercicio es un camino personal. No importa si comienzas desde cero o si tu progreso es lento; lo fundamental es que te muevas en la dirección correcta. No esperes a sentirte lista para empezar: cada paso que des, por pequeño que sea, te acercará a tu meta.

Por supuesto, el **apoyo social o el de una comunidad** juegan un papel muy importante en la adherencia a la actividad física. Las mujeres que cuentan con un entorno que las apoya —ya sea a través de amigos, familiares o comunidades virtuales— tienen más probabilidades de mantenerse activas. Participar en grupos de caminata o clases de ejercicio en grupo puede ser no solo una forma de motivarnos sino también de generar lazos sociales, lo que convierte el ejercicio en una actividad placentera y sostenida en el tiempo.

Además, no podemos ignorar el poder de la **comunidad**. Crear redes de apoyo —participando en grupos locales de ejercicio o aprovechando aplicaciones y plataformas en línea— puede brindar una sensación de pertenencia que favorece la constancia. En estas comunidades, las mujeres no solo comparten sus logros y metas, sino que reciben apoyo y motivación en los momentos en que la disciplina se tambalea. Una de mis plataformas favoritas para hacer ejercicio en casa, y que además combina fuerza, movilidad y actividad cardiovascular, es el canal de YouTube de María Martínez, Sientetejoven.

En resumen, aunque las barreras para mantenernos activas pueden parecer insuperables en algunos momentos, con pequeñas adaptaciones, apoyo social y una mentalidad flexible es posible incorporar la actividad física de manera constante en la vida diaria. No pienses que es tarde. Estás a tiempo de empezar o iniciar cualquier actividad en tu vida. Solo debes identificar tus barreras y lanzarte a ello. No tengas prisa, pero sé constante.

Recuerda

La **actividad física** no solo es esencial para mantener una apariencia saludable, sino que tiene un impacto profundo en la salud general y la longevidad. Al moverte de forma regular:

- **Fortaleces el corazón** y mejoras la circulación y el estado cardiovascular, lo que reduce el riesgo de enfermedades cardiacas.

- **Mejoras la salud mental**, ya que el ejercicio estimula la producción de endorfinas, que favorecen el estado de ánimo y reducen el estrés.

- **Preservas la masa muscular y ósea**, lo que previene la sarcopenia y la osteoporosis, algo crucial para mantener la movilidad y prevenir caídas a medida que pasa el tiempo.

- **Reduces la inflamación crónica**, y eso te ayuda a combatir dolencias como diabetes tipo 2, enfermedades cardiovasculares y algunos tipos de cáncer.

Para obtener estos beneficios, es importante seguir ciertas pautas:

- **Frecuencia e intensidad.** Mantén dos o tres días de ejercicio de fuerza a la semana, con un descanso adecuado entre ellos. Complementa con al menos ciento cincuenta minutos de actividad aeróbica moderada semanal.

- **Días de recuperación.** Incluye uno o dos días de descanso para promover la recuperación y evitar el agotamiento. El descanso es necesario.

- **Variedad.** Alterna diferentes tipos de actividad para trabajar todo el cuerpo y mantener el interés, combinando ejercicios aeróbicos, de fuerza y de flexibilidad.

La idea que quiero que te lleves de este capítulo es que el ejercicio no ha de ser extenuante: pequeñas dosis de actividad diaria pueden marcar la diferencia. Encuentra una rutina que disfrutes, mantén el equilibrio entre intensidad y descanso, y no subestimes el poder del apoyo social para motivarte y seguir adelante.

6

La piel: el envejecimiento que vemos

El envejecimiento es un proceso inevitable que afecta tanto a la salud interna como a la apariencia física. Si bien ya hemos profundizado en aspectos menos visibles —como la salud cardiovascular, la inflamación crónica o la pérdida de masa muscular o hueso—, en este capítulo nos centraremos en el envejecimiento que se ve: las arrugas, la pérdida de elasticidad en la piel o la aparición de manchas. Todos estos aspectos afectan a la percepción de la edad y a cómo nos sentimos a nivel emocional.

En nuestra sociedad, las mujeres seguimos enfrentándonos a una gran presión por mantener una apariencia joven. Los estándares de belleza nos empujan a luchar contra los signos visibles del paso del tiempo, creando un vínculo profundo entre la autoestima y la percepción externa. Las expectativas sociales sobre el aspecto físico de las mujeres son bastante más altas que las de los hombres, lo que añade carga emocional al proceso de envejecimiento. Este enfoque constante en la juventud y la belleza perpetúa la idea de que los cambios físicos que acompañan al envejecimiento son indeseables, lo que puede afectar de forma negativa a nuestro bienestar emocional y mental. Por eso la apariencia física juega un papel crucial en la forma en que las mujeres percibimos el envejecimiento. Pero como mujer madura considero que tenemos que aceptar que es un proceso natural y aprender a desvincular nuestra autoestima de los estándares de belleza impuestos.

El envejecimiento visible viene determinado por varios factores. Entre ellos, los genéticos son fundamentales (capítulo 1), ya que determinan cómo y cuándo empezamos a notar esos signos externos. Sin embargo, los factores ambientales también juegan un papel importante. La exposición al sol,[1] la contaminación, el estrés y hábitos como la alimentación y el tabaquismo pueden acelerar el deterioro visible.[2,3] Por otra parte, los factores hormonales son clave en este proceso, en especial en las mujeres. La disminución de estrógenos durante la menopausia contribuye a la pérdida de elasticidad, firmeza y densidad en la piel, lo que acelera la aparición de arrugas y otros signos visibles de envejecimiento. Este descenso hormonal también puede afectar a su grosor, haciéndola más vulnerable a la sequedad y a la pérdida de luminosidad.

Sin embargo, antes de ver cómo envejece la piel, creo que es fundamental recordar que el envejecimiento no define nuestra valía. Cada arruga, cada cambio en el cuerpo, es señal de las experiencias vividas, la fortaleza adquirida y la sabiduría ganada con el tiempo. Aunque la sociedad nos presiona para que mantengamos una apariencia joven, es esencial empoderarnos y redefinir lo que significa «envejecer». La verdadera belleza no reside en una piel sin marcas, sino en la confianza, la esencia y la autenticidad que construimos a lo largo de los años. Envejecer es un privilegio: debemos abrazarlo con orgullo y reconocer que somos mucho más que apariencia física. Recuerda esta frase que he dicho alguna vez por las redes sociales: «Hoy es el día que eres más joven del resto de tu vida».

Cambios en la piel con el envejecimiento

La piel es el órgano más grande del cuerpo, uno de los más visibles y expuesto a factores ambientales, como la radiación ultravioleta, la contaminación, los cambios de temperatura y otros elementos externos.[4] Actúa como una barrera protectora y es clave para mantener el equilibrio del cuerpo frente a esos factores. Sin embargo, con el tiempo, experimenta cambios estructurales y funcionales que forman parte natural del envejecimiento, y que no solo afectan a la apariencia física, sino también a la forma en que la piel responde al entorno.

La piel es como una cebolla, está formada por capas,[5] y, para entender su envejecimiento, es importante conocerlas, ya que cada una desempeña un papel crucial en su salud y apariencia. En la más externa, la **epidermis**, se producen las quemaduras solares o pequeños rasguños. La **dermis** mantiene la piel firme y elástica, y la **hipodermis** es el colchón que da volumen al rostro.

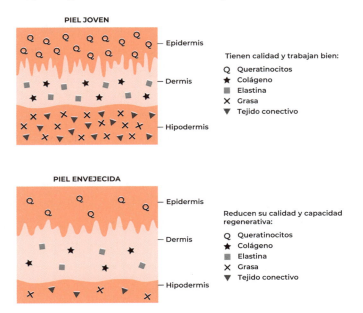

Veámoslas más a fondo:

- **Epidermis.** Es la capa más externa de la piel, la que ves y tocas, que actúa como barrera protectora. Si te has quemado con el sol o te has hecho una heridita, es la capa que se ve afectada. Contiene unas células llamadas «queratinocitos», responsables de la producción de queratina, una proteína que proporciona resistencia y protección a la piel. Además, aquí se encuentra la melanina, el pigmento que le da color y la protege de los daños del sol. A medida que envejecemos, se ralentiza la renovación celular en la epidermis, lo que afecta a la función de los queratinocitos. Estas células tardan más en regenerarse, lo que conduce a una acumulación de células muertas en la superficie. Por eso, a medida que envejecemos, se ve más apagada o seca. Recuerda la sensación de piel seca que notas en invierno o después de un día en la playa: en esos momentos, la epidermis muestra signos de daño o falta de hidratación.

  Por último, aquí es donde se altera la producción de melanina, de manera que pueden aparecer áreas de hiperpigmentación, como manchas solares o de la edad, debido a una distribución desigual de este pigmento.[6]

- **Dermis.** Está justo debajo de la capa anterior, y se encarga de proporcionar firmeza y elasticidad a la piel.[7] Aquí se encuentran las fibras de colágeno y la elastina, el andamiaje natural que la sostiene y le permite recuperar la forma tras estirarse, como cuando la pellizcas y vuelve a su lugar. Con el paso del tiempo, disminuye la producción de colágeno y elastina, lo que provoca la aparición de arrugas, flacidez y pérdida de elasticidad.

La dermis también alberga vasos sanguíneos que nutren la piel, y glándulas sebáceas, responsables de producir el sebo que la mantienen hidratada. Cuando notas sequedad persistente o que las arrugas se pronuncian, es probable que la dermis esté perdiendo su capacidad de producir suficiente colágeno, elastina y sebo, lo que afecta a su capacidad para mantenerla firme e hidratada.

- **Hipodermis.** Es la capa más profunda, también conocida como «tejido subcutáneo». Está compuesta principalmente por grasa y tejido conectivo, y su función principal es actuar como amortiguador, proteger los músculos y huesos subyacentes y proporcionar aislamiento térmico. Sería como el colchón de grasa que nos protege de golpes y ayuda a mantener la temperatura corporal. A medida que envejecemos, este colchón es cada vez más fino, lo que da lugar a la pérdida de volumen en el rostro: las mejillas se ven menos rellenas y la piel se vuelve flácida. La reducción de esta capa de grasa subcutánea contribuye a la pérdida de firmeza, lo que acentúa la aparición de las arrugas y los pliegues faciales.

Signos del envejecimiento en la piel

Los signos más evidentes incluyen la aparición de arrugas, manchas y líneas de expresión, además de la pérdida de volumen. Estos suelen comenzar a manifestarse entre los 25 y los 30 años, aunque puede variar dependiendo de factores como la genética, la exposición al sol, el estilo de vida y la alimentación.

Las arrugas y líneas de expresión son causadas por una combinación de factores. Por un lado, los movimientos repetitivos de los músculos faciales —al sonreír o fruncir el ceño— generan líneas que, con el tiempo, se vuelven permanentes. Por otro, la exposición al sol es uno de los mayores causantes del envejecimiento acelerado de la piel, fenómeno que se conoce como «fotoenvejecimiento».[8] La radiación ultravioleta daña las fibras de colágeno y elastina, lo que reduce la capacidad de la piel para regenerarse y provoca arrugas prematuras.[9]

Además, la alimentación desempeña un papel muy importante en el impacto de este proceso. Los alimentos ricos en antioxidantes, como las frutas y las verduras de colores vivos, ayudan a combatir el daño de los radicales libres generados por la exposición al sol. La dieta rica en vitamina C, disponible en los vegetales, contribuye a la producción de colágeno, lo que ayuda a mantener la piel firme y elástica durante más tiempo. Por el contrario, el consumo excesivo de azúcares y alimentos ultraprocesados puede acelerar la formación de arrugas, ya que daña las fibras de colágeno en un proceso llamado «glicación».[10]

Te explico este proceso químico de forma sencilla: la glicación es como si el azúcar se «pegara» a las proteínas del cuerpo y las dañara. Cuando consumimos demasiados alimentos con azúcar o ultraprocesados, ese azúcar extra se une a proteínas importantes, como el colágeno, que es clave para mantener la piel firme y elástica. Este «pegamento» hace que las proteínas se vuelvan rígidas y menos funcionales. Imagínalo como si el colágeno, que normalmente es flexible como una goma elástica, se volviera duro y quebradizo, como una goma elástica vieja. Esto contribuye a que aparezcan arrugas y a que la piel pierda firmeza más rápido.

Por eso, evitar el exceso de azúcares y optar por alimentos saludables es esencial para que estas proteínas funcionen bien y la piel se mantenga más joven durante más tiempo

Manchas solares: recordatorio del sol acumulado

Otro signo común del envejecimiento son las manchas solares, también conocidas como «lentigos solares» o «manchas de la edad».[11] Suelen aparecer hacia los 40 años, aunque en algunos casos, como el mío, pueden adelantarse. Noté las primeras manchas a los 35: tengo tres lentigos en la mejilla izquierda, que he bautizado con cariño como el «triángulo de las Bermudas», y aunque intento maquillarlos cuando tengo eventos o grabo vídeos, forman parte de mi día a día y empiezo a quererlos. Ha sido un trabajo emocional que he ido haciendo en los últimos años, pero también soy consciente de que estoy recogiendo lo que sembré en la adolescencia, cuando en la playa no me ponía protector solar para estar más morena, según los estándares de la época. A esa edad, todo valía para sentirme más guapa, y hoy asumo las consecuencias sin arrepentimiento, pero desde el aprendizaje. Ahora me pongo crema solar con un factor de protección 50 incluso en invierno. Cada vez que miro las manchas pienso en la Bàrbara inconsciente de los noventa y le agradezco que me enseñara a cuidarme mejor hoy.

Estas manchas son el resultado de la exposición al sol, y se deben a una alteración en la distribución de la melanina, el pigmento que da color a la piel.[12] ¿Recuerdas la última vez que saliste sin protector solar? Puede que no lo notes de inmediato, pero, con el tiempo, la piel acumula todo ese daño solar y deja una huella visible en forma de manchas. A medida que pasa el tiempo, pueden convertirse en un recordatorio constante de los efectos de la exposición solar a lo largo de los años. Aunque no son peligrosas, afectan a la uniformidad del tono. Además de utilizar crema solar a diario, la alimentación ayuda a mantener un tono más uniforme. Incorporar alimentos ricos en carotenos —como zanahorias, boniatos y tomates— promueve una pigmentación más saludable y uniforme, ya que estos compuestos protegen la piel de los daños solares desde dentro.

La pérdida de volumen y firmeza es otro cambio notorio. A medida que pasan los años, la piel se vuelve más delgada y pierde parte de la grasa subcutánea, lo que hace que las mejillas se hundan, el contorno facial pierda definición y las mandíbulas se tornen más pronunciadas. Este adelgazamiento contribuye a que las arrugas y los pliegues se vuelvan más marcados. Si bien estos cambios son una consecuencia natural del envejecimiento, factores externos como la exposición solar y el tabaquismo pueden acelerar el proceso. Aquí la nutrición también desempeña un papel esencial. El consumo adecuado de grasas saludables —como las presentes en el aguacate, los frutos secos y el pescado rico en omega 3 como las sardinas o el salmón— puede mantener la piel hidratada y con mejor volumen. Las grasas saludables conservan la barrera cutánea, evitan que la piel pierda hidratación y ayudan a preservar su firmeza.

Finalmente, la piel pierde su capacidad para retener la humedad de manera eficaz, lo que provoca sequedad y sensación de tirantez. Al mismo tiempo, la función de barrera se debilita, de manera que se vuelve más sensible y propensa a las irritaciones. Esto se debe a que producimos menos sebo, el aceite natural que la mantiene hidratada y protegida. Como resultado, se vuelve más áspera y opaca, y las arrugas pueden parecer más pronunciadas debido a la falta de hidratación.

La importancia de la hidratación diaria

Para combatir la pérdida de hidratación es fundamental beber suficiente agua al día, algo que, aunque pueda parecer una recomendación sencilla, en la práctica no lo es tanto. A diario, en consulta me encuentro con mujeres que no beben agua porque se les olvida. ¿Te has preguntado alguna vez cuánta agua has bebido en un día? Si por la noche notas sensación de sequedad y tirantez en la piel, tu cuerpo te está indicando que necesita más hidratación. Es importante escuchar esas señales y hacer de la hidratación un hábito.

En el ajetreo de la vida cotidiana —trabajo, familia y múltiples responsabilidades—, algo tan básico como hidratar el cuerpo pasa a un segundo plano. La realidad es que muchas veces no prestamos atención a la señal de sed hasta que es demasiado tarde. Por eso es fundamental ser conscientes de cómo tratamos la piel desde dentro, empezando por algo tan sencillo como beber agua de forma regular.

La sensación de sed, de hecho, es un signo tardío de deshidratación. Cuando el cuerpo te pide agua es que ya está comenzando a sufrir los efectos de la falta de líquido. Mi consejo como dietista es que tomes conciencia de si bebes la cantidad adecuada cada día. Pregúntate si eres una de esas mujeres que pasan horas sin hidratarse y, si es así, busca estrategias para incorporar este hábito de forma regular, como, por ejemplo, tener una botella de agua siempre a mano, usar aplicaciones que te recuerden beber cada cierto tiempo o marcarte pequeñas metas, como beber un vaso de agua antes de cada comida. Si añades rodajas de fruta o hierbas al agua le dará un toque de sabor y la hará más atractiva. Lo importante es que el hábito de hidratarte forme parte de tu día a día, porque tu piel y tu salud dependen de ello.

Cuando hablamos de la importancia de la hidratación para la piel, sé que no siempre es fácil recordar que debemos beber suficiente agua. En mi caso, trabajo en este hábito desde hace muchos años. Recuerdo que tenía 21 cuando me di cuenta de que no bebía lo suficiente: podía pasar el día con un único vaso de agua. Una exageración, lo sé. Aquel verano, mientras hacía mis primeras prácticas en un periódico de Ibiza, durante una rueda de prensa vi a una chica que llevaba una botella de litro y medio, tomaba notas y bebía agua, pero mucha. Aquella imagen me quedó grabada, y pensé: «Necesito hidratarme».

En ese momento no conocía los beneficios de beber agua, pero sabía que era bueno, así que me propuse un pequeño reto diario: llevar conmigo una botella de litro y medio, y bebérmela toda antes de salir de la redacción. Al principio me costó, pero, antes de que terminara el verano, ya lo hacía sin problema, y muchos días incluso la rellenaba en la fuente de la oficina. Ese simple gesto marcó un antes y un después, y todavía hoy mi marido se sorprende a veces de la cantidad de agua que bebo. De hecho, mi mesa de trabajo siempre está llena de vasos, y creo que todo empezó ahí.

Así que, si alguna vez sientes que no estás bebiendo lo suficiente, te animo a que te pongas este pequeño reto personal. Verás cómo, con el tiempo, tu piel y tu cuerpo te lo agradecerán.

El impacto del azúcar en la piel

El impacto del azúcar en la piel es un tema clave relacionado con el envejecimiento cutáneo. El consumo elevado de azúcar no solo afecta a la salud interna —como el aumento del riesgo de padecer enfermedades metabólicas—, sino que tiene consecuencias visibles en la piel. Cuando tomamos mucho azúcar, este se une a las proteínas de la piel y genera el proceso de glicación, que, como hemos visto, daña el colágeno y hace que la piel pierda firmeza.

El daño que causa en el colágeno es irreversible, lo que significa que el envejecimiento de la piel debido al azúcar puede ser más pronunciado y difícil de combatir. El colágeno se divide en diferentes tipos, y el más afectado por la glicación es el III, el que se encuentra en mayor cantidad en la piel joven. A medida que se daña, se vuelve más delgada y menos capaz de repararse, lo que acelera la aparición de signos de envejecimiento prematuro: parece más opaca y menos firme.

Otro efecto del consumo excesivo de azúcar es el aumento de los niveles de inflamación en el cuerpo, lo que también se refleja en la piel. Los picos de glucosa en sangre provocados por una dieta alta en azúcares refinados y carbohidratos ultraprocesados pueden desencadenar una respuesta inflamatoria, lo que contribuye al desarrollo de afecciones cutáneas como el acné, la rosácea y la dermatitis. El exceso de azúcar puede aumentar la producción de insulina (capítulo 2), que a su vez estimula las glándulas sebáceas, lo que provoca una sobreproducción de sebo. Esto puede llevar a la obstrucción de los poros y a un aumento del acné y los brotes.

Reducir el consumo de azúcar procesado y cambiar las harinas blancas por su versión integral es clave para mejorar la salud de la piel, pero es importante aclarar que no todo el azúcar tiene el mismo efecto. El que se encuentra en las frutas, la fructosa, no daña la piel como los azúcares refinados y los carbohidratos procesados. De hecho, la fruta es muy beneficiosa para la salud general y cutánea.

A diferencia de los azúcares añadidos presentes en productos ultraprocesados como galletas, refrescos y dulces, la fruta contiene una gran cantidad de nutrientes esenciales para la piel, como vitaminas, antioxidantes, agua y fibra. Estos componentes trabajan juntos para mejorar la salud de la piel, combaten los radicales libres que provocan el envejecimiento prematuro y favorecen la hidratación natural.

Por ejemplo, muchas frutas son ricas en vitamina C, un potente antioxidante necesario para producir colágeno, proteína crucial para mantener la piel firme y elástica. Las naranjas, los kiwis, las fresas y los mangos son fuente de vitamina C, que reduce la aparición de arrugas[13] y protege la piel de los daños causados por la exposición al sol y los contaminantes del medio ambiente. Asimismo, son una gran fuente de agua que contribuye a mantener la piel hidratada, fundamental para combatir la sequedad y la tirantez.

En resumen, el azúcar de las frutas no tiene el mismo impacto negativo que los azúcares añadidos. Al contrario, incorporar la fruta a la dieta diaria es una forma excelente de nutrir la piel con antioxidantes, vitaminas y agua, ayudándola a mantenerse hidratada, firme y luminosa.

La vitamina E, un trabajo multiusos

La vitamina E o tocoferol tiene múltiples funciones esenciales para la salud de la piel, ya que actúa como el multiusos que muchas de nosotras necesitamos en el día a día. Su principal función es la de antioxidante, dado que protege las células de la piel de los radicales libres,[14] unas moléculas que, como hemos visto en los primeros capítulos, aceleran el envejecimiento prematuro y se generan a partir de la exposición a factores como los rayos UV, la contaminación, el estilo de vida poco saludable y el estrés. Al neutralizarlos, la vitamina E reduce el daño celular que provoca la aparición de arrugas, manchas y pérdida de firmeza, de manera que la piel mantiene su apariencia saludable durante más tiempo, algo que todas valoramos a medida que pasan los años.[15] Se ha demostrado que el tocoferol puede prevenir el acortamiento de los telómeros —los capuchones que protegen el ADN, como hemos visto en el capítulo 2— y mantener las células de la piel jóvenes y funcionales durante más tiempo.[16]

Además de su acción protectora, la vitamina E es un potente hidratante, cualidad que nos beneficia, ya que nuestra piel es más propensa a la sequedad con el paso del tiempo, en especial durante la menopausia. También actúa como protector solar adicional. Aunque la vitamina E no sustituye al protector tradicional —indispensable para cualquier mujer que se preocupe por su piel—, puede mitigar el daño causado por los rayos UV. Esto contribuye a reducir el riesgo de quemaduras solares y minimiza los efectos a largo plazo, como la hiperpigmentación o el envejecimiento prematuro. Incluir alimentos ricos en vitamina E en la dieta (aceite de oliva, frutos secos, semillas...) es una forma sencilla y efectiva de potenciar estos beneficios para la piel desde el interior. También es común encontrarla en productos de cuidado de la piel, ya que su capacidad para proteger, hidratar y regenerar la convierte en un ingrediente imprescindible para mantenerla sana y joven.

Las proteínas, el gran constructor

Además del impacto positivo de reducir los azúcares refinados y consumir vitaminas C y E, las proteínas juegan un papel crucial en la salud cutánea. Podríamos decir que son los bloques de construcción de la piel, ya que proporcionan los aminoácidos necesarios para producir y mantener estructuras esenciales como el colágeno y la elastina, dos componentes clave para tener una piel firme, elástica y joven.[17]

El colágeno es una proteína estructural que mantiene la piel firme y resistente. Ya hemos visto que, a medida que envejecemos, su producción disminuye de forma natural, pero consumir una cantidad adecuada de proteínas a través de la alimentación puede mantener los niveles de colágeno y conservar una piel joven y saludable durante más tiempo.

Las fuentes de proteínas de alta calidad —como las carnes magras, el pescado, los huevos o los lácteos— son fundamentales para proporcionar los aminoácidos esenciales que el cuerpo necesita para sintetizar el colágeno y otros tejidos cutáneos.[18] En particular, hay aminoácidos —como la glicina, la prolina y la lisina— que son esenciales para producir colágeno.[19] Dentro de este proceso de creación natural, la vitamina C desempeña un papel básico: si consumes una ración adecuada de proteínas ricas en aminoácidos esenciales junto con fuentes de vitamina C, proporcionas al cuerpo los ingredientes clave para formar colágeno.

Por ejemplo, un plato que incluya una ración de pescado o pollo (proteína de alta calidad), cereales integrales y una ensalada de verduras frescas (pimientos, espinacas…), acompañada de una pieza de fruta rica en vitamina C, es una forma excelente de potenciar la síntesis de colágeno. Como ves, el plato Reina y las frecuencias de consumo de la dieta Reina, propuestas en el capítulo 3, nos ayudan a cuidar nuestra piel de forma muy sencilla.

Alcohol, ¿catalizador del envejecimiento?

El alcohol tiene un impacto significativo en la salud de la piel: acelera el envejecimiento y, con el tiempo, lo hace más visible. Su consumo regular o excesivo provoca una serie de cambios que afectan tanto a la apariencia como a la función de la piel. Estos efectos suelen ser más pronunciados en las mujeres debido a factores hormonales y a nuestras características estructurales cutáneas.

¿Por qué provoca el envejecimiento prematuro de la piel? Por un lado, aporta azúcares (glicación) y, por otro, alcohol (etanol), que dañan las fibras de colágeno y la elastina. Estos procesos favorecen las aparición de cambios en la piel, como la flacidez o las arrugas profundas. Además, el alcohol promueve la producción de radicales libres, moléculas inestables que dañan las células y acentúan aún más los signos del envejecimiento. Para muchas mujeres que se preocupan por el envejecimiento prematuro de la piel, este es un efecto particularmente relevante.

Otro problema común asociado con el alcohol es la deshidratación. Al actuar como diurético, aumenta la eliminación de líquidos del cuerpo. Cuando se pierde más agua de lo habitual, la piel se vuelve más seca, menos elástica y, con el tiempo, más propensa a desarrollar arrugas. Por último, el alcohol impide la absorción de nutrientes esenciales para su salud, como las vitaminas A, B y C, fundamentales para la regeneración celular y la producción de colágeno. Sin estos nutrientes, se vuelve más vulnerable a los daños y es menos capaz de protegerse de agresores externos, como la contaminación o los rayos UV.

En resumen, el alcohol no solo afecta a la piel a corto plazo, sino que tiene efectos acumulativos que pueden acelerar el envejecimiento y agravar diversas condiciones cutáneas. Para las mujeres —más sensibles a los cambios hormonales y con una piel más fina—, estos efectos pueden ser aún más pronunciados. Reducir o moderar el consumo de alcohol no solo es beneficioso para la salud en general, sino que ayuda a mantener la piel más hidratada y saludable.

¿Significa esto que prohíbo el consumo de alcohol? Ya sabes que mi postura nunca es prohibitiva, sino educativa, así que te recomiendo que reduzcas su consumo lo máximo posible, sobre todo si te preocupa la salud de tu piel y el envejecimiento prematuro. Aunque no hay un nivel adecuado, un consumo moderado (una copa de vino a la semana) supondría un equilibrio clave. Sin embargo, insisto: su consumo no es inocuo, y mi objetivo es proporcionarte la información necesaria para que tomes decisiones responsables sobre tu cuerpo.

El papel de otros nutrientes clave y el plato Reina

Además de las vitaminas C y E, hay otros nutrientes clave para un envejecimiento saludable de la piel. La vitamina A,[20, 21, 22] por ejemplo, es esencial para la renovación celular y ayuda a mantener la piel suave y firme. Se encuentra en las zanahorias, las espinacas y las batatas. Por su parte, la vitamina D desempeña un papel crucial en el mantenimiento de la barrera cutánea y contribuye a la elasticidad y firmeza de la piel. Se encuentra en alimentos ricos en grasas, como los pescados azules, los frutos secos, el aceite de oliva…

La piel es el tercer tejido que tiene mayor concentración de zinc en el cuerpo; los niveles son más altos en la epidermis que en la dermis.[23] El zinc favorece la regeneración cutánea, acelera la cicatrización y reduce la inflamación, y es especialmente útil para personas con acné o para mitigar el daño inducido por la radiación UV.[24] Se encuentra en el marisco, los frutos secos y los huevos, nutrientes ideales para mantener la piel saludable.

Finalmente, el selenio actúa como antioxidante, protegiendo las células de la piel contra el daño ambiental y el envejecimiento prematuro, especialmente cuando se combina con la vitamina E.[25] Se encuentra en alimentos como las nueces de Brasil y el marisco, y es fundamental para combatir los radicales libres que afectan a la piel.

Después de todo lo comentado, pensarás que es difícil seguir una alimentación que ofrezca lo que necesitamos para nutrir la piel desde dentro. Nada más lejos de la realidad. Si lo recuerdas, en el capítulo 3 te hablé de la dieta Reina, de las frecuencias de consumo, del tamaño de las raciones y del plato Reina, que orienta respecto a las proporciones. Aquel sencillo dibujo te permitirá cubrir los requerimientos nutricionales necesarios para cuidar la piel: su carga glucémica es baja, no aporta azúcares libres —evitando el proceso de glicación, que puede dañar el colágeno y la elastina—, recomienda raciones correctas de proteínas —aportan aminoácidos que ayudan a la síntesis del colágeno— y es rico en vitaminas C y A, presentes en los vegetales, y D y E, que mejoran la hidratación.

Ideas de platos

Algunas ideas de comidas fáciles que podemos realizar para cuidar de nuestra piel incluyen, por ejemplo, dos huevos escalfados con una ensalada de aguacate, rúcula, pepino, remolacha y queso fresco y una pequeña porción de arroz integral. Los huevos aportan proteína de alta calidad, esencial para la regeneración de la piel, mientras que el aguacate es rico en grasas saludables, vitamina E y antioxidantes, que mejoran la hidratación. El queso fresco añade una fuente adicional de proteína y vitamina D, beneficiosas para la firmeza. La remolacha y el pepino, por su parte, son refrescantes y ricos en vitaminas C y A, claves para la síntesis del colágeno.

Otra opción sería una crema de verduras —calabacín, puerro, zanahoria y espinacas— con sardinas a la plancha y una patata cocida. Las sardinas son una excelente fuente de ácidos grasos omega 3, que hidratan la piel y reducen la inflamación, además de ser ricas en vitamina D, crucial para la regeneración celular y mantener la elasticidad cutánea. La patata cocida proporciona energía a través de carbohidratos complejos, esenciales para que las células de la piel realicen sus funciones regenerativas. Por su parte, la crema de verduras es rica en antioxidantes como las vitaminas A y C, que estimulan la producción de colágeno y protegen a la piel del daño oxidativo.

Te pongo estos ejemplos porque quiero dejarte tranquila. No hace falta que seas una experta en nutrición para cuidar tu piel. Siguiendo las pautas del plato Reina, o su versión más sencilla, el plato Reina básico (capítulo 7), te asegurarás de ingerir los nutrientes esenciales que tu piel necesita para mantenerse saludable. Este enfoque no solo facilita la planificación de las comidas diarias, sino que garantiza un equilibrio óptimo de macronutrientes y micronutrientes sin necesidad de hacer cálculos complicados.

Al centrarnos en una proporción adecuada de proteínas, carbohidratos integrales, grasas y vegetales, el plato Reina ofrece aminoácidos, necesarios para la síntesis del colágeno; vitaminas y antioxidantes, para combatir los radicales libres; así como grasas saludables, que mejoran la hidratación y la elasticidad de la piel. Da igual que no tengas conocimientos técnicos en nutrición: si organizas tus comidas según este modelo, estarás cuidando de tu piel desde dentro.

Por supuesto, además de esta base de alimentación equilibrada y una adecuada hidratación, podemos considerar el uso de suplementos como apoyo adicional para cubrir posibles carencias o necesidades puntuales de ciertos nutrientes. Si te interesa profundizar en este aspecto, el capítulo 9 se centra en la suplementación, y ofrece recomendaciones y precauciones que debes seguir para optimizar el proceso de envejecimiento saludable y el cuidado de la piel.

La clave, como ya hemos visto, está en la variedad de colores y texturas del plato. Al incorporar diferentes tipos de vegetales, proteínas y grasas saludables, no solo lograrás que tu piel se mantenga más firme, hidratada y luminosa, sino que estarás contribuyendo a tu salud en general. Al final del día, lo importante es que disfrutes de tus comidas sabiendo que cada bocado está nutriendo tu cuerpo de manera integral y efectiva.

Cómo escoger las mejores cremas

Igual que los suplementos alimenticios, considero que el momento de empezar a ponernos cremas es cuando ya seguimos una alimentación correcta y nos hidratamos bien. Es la manera de potenciar sus efectos y asegurarnos de que estamos cuidando la piel de forma integral. Si primero la nutrimos desde dentro —aportándole lo que necesita para regenerarse y mantenerse firme e hidratada—, las cremas actuarán como un complemento perfecto, ayudando a proteger y reforzar lo que hemos trabajado con la alimentación. Así conseguiremos resultados efectivos y duraderos en el cuidado de la piel.

Escoger una crema puede ser todo un reto, en especial con la cantidad de productos que existen en el mercado. A menudo es confuso saber qué buscar o en qué confiar. Sin embargo, para encontrar la que nos ayude a mantener la piel sana y favorecer un buen envejecimiento, hay ciertos aspectos que podemos tener en cuenta.

Lo más importante es que la crema contenga ingredientes activos comprobados. Entre ellos destaca el retinol, conocido por su capacidad para estimular la renovación celular y la producción de colágeno, fundamental a medida que vamos perdiendo firmeza en la piel, tras seis meses de uso.[26] También es clave el ácido hialurónico, un poderoso hidratante que ayuda a retener la humedad en la piel, algo que todas empezamos a notar durante la menopausia, cuando se vuelve más seca y tirante. Otros ingredientes esenciales son la vitamina C, que no solo aporta luminosidad, sino que protege frente a los radicales libres; y los péptidos, que ayudan a regenerar las células y a mantener la piel firme.[27] Tampoco podemos olvidarnos de la niacinamida (vitamina B3), una gran aliada para mejorar la textura y combatir la inflamación.

Además de estos ingredientes esenciales, la coenzima Q10 (CoQ_{10}) es otro compuesto que merece especial atención. Esta molécula antioxidante, que se encuentra de forma natural en el organismo, juega un papel clave en la producción de energía celular y en la defensa de la piel contra el estrés oxidativo.[28] A medida que envejecemos, sus niveles disminuyen, lo que contribuye a la pérdida de firmeza y elasticidad. Incluir cremas que contengan CoQ_{10} puede mejorar la regeneración celular, reducir el daño causado por los radicales libres, ralentizar el proceso de envejecimiento cutáneo y aportar un efecto revitalizante. Es un gran complemento, si buscas una piel más firme y con mayor luminosidad.

Tampoco te obsesiones, no es necesario que la crema incluya todos estos ingredientes, pero es fundamental que escojas la que se adapte a tu tipo de piel. ¿Sabes qué necesita la tuya? Escoger la crema correcta es más fácil cuando comprendes lo que tu piel te está pidiendo en cada etapa de la vida. Presta atención a lo que necesita en cada momento para adaptar tu rutina de cuidado y asegurarte de que estás usando los productos que se ajustan a ti. Si tienes la piel seca, como es común en esta etapa, busca fórmulas que aporten hidratación intensa, con aceites naturales. Si es mixta o grasa, opta por productos ligeros, en gel o sueros que no obstruyan los poros. Si la tienes sensible, busca productos sin fragancias ni alcohol para que no la irriten.

Un aspecto crucial que no podemos pasar por alto es la protección solar. Ya lo hemos visto: el sol es uno de los mayores enemigos de la piel, y la mejor manera de combatir el envejecimiento prematuro es protegernos de los rayos UV. Así que, al elegir una crema, asegúrate de que incluya un buen factor de protección solar (SPF). Si no es así, siempre puedes aplicártelo después de la crema, pero no olvides incluirlo en tu rutina diaria.

Ten en cuenta que no es necesario invertir una fortuna para encontrar una crema efectiva. Hay productos de buena calidad en una amplia gama de precios. Lo fundamental es que los ingredientes sean adecuados para tu piel y que seas constante en su aplicación. Si tienes dudas o un problema específico en la piel, nunca está de más consultar al dermatólogo: te orientará respecto a los productos que mejor se adapten a ti.

Por último, recuerda que el cuidado de la piel es un compromiso diario. Como siempre digo, las cosas importantes no se logran en dos días y, cuando se trata de la piel, los resultados no son inmediatos. Sin embargo, con paciencia y constancia, las cremas, la alimentación y el estilo de vida pueden marcar la diferencia.

El yoga facial, una rutina natural para rejuvenecer la piel

Antes de cerrar este capítulo, me gustaría hablarte de una práctica natural que complementa a la perfección el cuidado de la piel: el yoga facial. Esta técnica, que se ha puesto muy de moda en los últimos años, ha ganado popularidad gracias a su enfoque no invasivo para mantener un rostro más joven y tonificado. Como hemos visto, a medida que cumplimos años, la piel pierde firmeza no solo por la disminución del colágeno y la elastina, sino por el debilitamiento de los músculos faciales, lo que contribuye a la aparición de flacidez y líneas de expresión. Aunque los estudios que he consultado[29, 30] arrojan resultados positivos en la mejora de la estética y el envejecimiento facial, faltan investigaciones con un proceso de aleatorización, mayor número de individuos y un grupo de control. Sin embargo, los primeros resultados son prometedores, y muchas mujeres lo han implementado en su rutina de belleza con éxito. Bajo mi punto de vista personal y profesional, puede ser una herramienta útil y, desde luego, me beneficiaré de ella en cuanto tenga tiempo.

¿Te has tomado algún momento del día solo para ti, para relajar los músculos del rostro y conectar contigo? A veces, unos minutos de autocuidado pueden tener un gran impacto en cómo te ves y te sientes. El yoga facial es una técnica que combina una serie de ejercicios y masajes suaves que trabajan los músculos del rostro, lo que estimula la circulación sanguínea y promueve de forma natural la regeneración celular y la producción de colágeno. Al igual que ejercitamos los músculos del cuerpo para mantenerlos en forma y tonificados, el yoga facial nos permite hacer lo mismo con los de la cara: previene la flacidez y suaviza las líneas de expresión. Además, activa la oxigenación de la piel, lo que favorece una tez más luminosa y saludable. Lo mejor es que puedes hacerlo en cualquier momento, sin necesidad de equipos caros, y solo necesitas unos minutos al día.

Una rutina básica de yoga facial puede incluir ejercicios para fortalecer el área del cuello, reafirmar los pómulos y suavizar las líneas de expresión. Al igual que ocurre con cualquier otro ejercicio físico, la constancia es clave. Si dedicas unos minutos diarios, con el tiempo notarás que tu piel se ve más firme y luminosa. Por otra parte, el yoga facial es una oportunidad para conectar contigo misma, relajar las tensiones acumuladas en el rostro (sobre todo en la mandíbula y la frente) y disfrutar de un momento de autocuidado consciente.

Además de cuidar la piel desde dentro con una buena alimentación y por fuera con los productos adecuados, te invito a incorporar el yoga facial a tu rutina diaria. No solo es una excelente forma de mantener el rostro tonificado, sino que te permitirá reconectar con tu cuerpo y reducir el estrés, que, como sabemos, juega un papel importante en el envejecimiento de la piel.

Recuerda

En este capítulo hemos abordado los signos visibles del envejecimiento en la piel —como las arrugas, la flacidez y las manchas— y cómo estos cambios afectan a la apariencia y la autoestima. El paso del tiempo, los factores genéticos y ambientales, y los hábitos de vida juegan un papel crucial en el deterioro visible de la piel. Aunque son inevitables, podemos mitigar sus efectos con un enfoque integral que incluya alimentación, cuidados y hábitos de vida saludables.

La alimentación desempeña un papel fundamental: los nutrientes como las proteínas, las vitaminas (A, C, E) y los minerales (zinc y selenio) favorecen que la piel se regenere y se mantenga firme. A través del plato Reina, te he ofrecido una herramienta sencilla para que te asegures de que estás consumiendo los nutrientes esenciales necesarios para cuidar la piel desde dentro. Recuerda que, como sucede con los suplementos, las cremas *antiaging* son más efectivas cuando hemos establecido una base sólida de buena alimentación e hidratación.

Es importante subrayar que el cuidado de la piel no solo debe centrarse en combatir los signos visibles del envejecimiento, sino que es un indicador del estado general de las personas.[31] Aunque la apariencia física puede influir en cómo nos sentimos, la verdadera belleza reside en la confianza, la sabiduría y las experiencias vividas. Cada arruga y cambio en el cuerpo es testimonio de nuestra experiencia.

El envejecimiento no define tu valía. El autocuidado es un acto de amor propio que supera lo que refleja el espejo. Recuerda que, más allá de cualquier tratamiento o crema, el envejecimiento es un proceso natural que debes abrazar, cuidándote tanto por dentro como por fuera.

7

El sueño y su relación con la longevidad en la mujer

El sueño es uno de los pilares esenciales para mantener una buena salud y una longevidad saludable; sin embargo, suele subestimarse en la rutina diaria porque lo asociamos erróneamente con inactividad o con una pérdida de tiempo en un mundo que valora la productividad por encima de todo. Sacrificamos horas de descanso para cumplir con las demandas laborales, las responsabilidades familiares o incluso para tener tiempo de ocio, pero este sacrificio tiene un coste elevado en nuestra salud y bienestar.

Dormir bien no es un lujo, es una necesidad biológica fundamental, y aprender a priorizarlo es el primer paso hacia una longevidad más saludable. A lo largo de la vida, las horas de descanso tienen un impacto directo no solo en nuestro bienestar inmediato, sino también en la calidad del envejecimiento celular:[1,2] durante el sueño, el cuerpo realiza funciones de reparación y regeneración fundamentales para prevenir el envejecimiento prematuro y las enfermedades relacionadas con la edad.

En el caso de las mujeres, el sueño está estrechamente influenciado por factores hormonales, lo que explica por qué, a lo largo de la vida, experimentamos más problemas de descanso que los hombres. Desde la adolescencia, el ciclo menstrual afecta a la calidad del sueño debido a las fluctuaciones de estrógeno y progesterona.[3] Por ejemplo, durante la fase premenstrual, muchas mujeres experimentamos insomnio, despertares nocturnos y un mayor cansancio diurno porque la caída abrupta de los niveles de progesterona reduce su efecto relajante.

Durante el embarazo, el aumento de esta hormona puede causar somnolencia diurna, pero, al mismo tiempo, factores como la incomodidad física, las náuseas y la necesidad frecuente de orinar dificultan el descanso profundo. Además, condiciones como la dismenorrea y el síndrome de ovario poliquístico[4] contribuyen significativamente a estos problemas. También durante la menopausia[5] la calidad del sueño se ve afectada. La disminución de los estrógenos no solo interfiere con el ciclo de sueño-vigilia, sino que exacerba síntomas como los sofocos y las sudoraciones nocturnas, que nos despiertan de forma intermitente.[6] Además, los niveles más bajos de estrógeno se relacionan con una menor producción de melatonina, la hormona que regula el sueño, y eso contribuye al insomnio y al sueño fragmentado. Los hombres no atraviesan esta transición hormonal tan marcada por la edad. Ellos viven la andropausia, pero su descenso hormonal es más progresivo y amable, de manera que son menos propensos a experimentar problemas de sueño asociados con estos cambios.[7]

Otro aspecto que afecta a la calidad del sueño es el **rol social y emocional** que desempeñamos las mujeres. Por tradición, asumimos una mayor carga sensible y responsabilidad en el cuidado de los hijos, la familia e incluso del hogar, lo que puede generarnos más preocupación, ansiedad y estrés, factores que dificultan la capacidad de dormir profundamente y sin interrupciones.

Incluso al llegar a la edad adulta o a la vejez, muchas mujeres seguimos siendo responsables del cuidado de otros, ya sea como madres, abuelas o cuidadoras de padres ancianos. Este estrés acumulado puede dificultar la relajación nocturna y convertirse en una de las razones por las que tendemos a reportar más problemas de insomnio.

En promedio, las mujeres somos más **sensibles al estrés** emocional y psicológico. Los altos niveles de cortisol, la hormona del estrés, interfieren con la calidad del sueño: hacen que nos cueste más relajarnos antes de dormir y que aumente la probabilidad de padecer despertares nocturnos. La combinación de factores hormonales, sociales y emocionales contribuye a que experimentemos más problemas de sueño a lo largo de la vida, lo que subraya la importancia de adoptar hábitos y estrategias que mejoren la calidad del descanso, en beneficio de la salud y la longevidad.

El impacto del insomnio en el envejecimiento

No es un secreto que la falta de sueño afecta a nuestra energía y estado de ánimo, pero sus efectos van más allá de la simple fatiga. Uno de los principales vínculos entre la falta de sueño y el envejecimiento prematuro es el **estrés oxidativo**, proceso que acelera el deterioro de las células.[8]

A lo largo del día, el cuerpo acumula **daños celulares** debido a la actividad diaria y la exposición a factores externos, como la contaminación, la radiación solar, el tabaquismo y los malos hábitos alimentarios.

Estos agentes, junto con los procesos metabólicos del cuerpo generan **radicales libres**, moléculas inestables que se producen de forma natural como subproductos o elementos de desecho. Por ejemplo, cuando hacemos la digestión o cuando convertimos la glucosa en energía, las células liberan radicales libres como parte del proceso. Estas moléculas inestables intentan estabilizarse robando electrones a otras, lo que puede dañar componentes importantes como el ADN, las proteínas y las membranas celulares (capítulo 2). Dormir bien es crucial porque, mientras lo hacemos, el cuerpo utiliza ese tiempo para reparar ese daño y producir antioxidantes, moléculas que neutralizan los radicales libres, de manera que evitan que causen más daño celular. Sin embargo, cuando no dormimos lo suficiente, el cuerpo no tiene tiempo para realizar esta reparación, lo que provoca un aumento del estrés oxidativo que, a su vez, acelera el envejecimiento.

Con el tiempo, este exceso puede reflejarse en diversos signos del envejecimiento, como la aparición temprana de arrugas, la pérdida de elasticidad en la piel y un cutis apagado (capítulo 6). Sin embargo, esta falta de regeneración no solo afecta a la piel, sino que tiene un impacto más profundo a nivel celular. Si no descansamos bien, las mitocondrias —las centrales energéticas— no tienen tiempo de regenerarse y eliminar los desechos que acumulan durante el día, lo que provoca que se vuelvan menos eficientes y, con los años, se deterioran.[9] Como resultado, el cuerpo produce menos energía, aumenta el estrés oxidativo y notamos más cansancio. La fatiga es una señal clara de que las mitocondrias no están funcionando a su máxima capacidad. Aunque lo percibamos así, este desajuste aumenta el riesgo de desarrollar enfermedades relacionadas con el envejecimiento, como problemas cardiovasculares, diabetes tipo 2 y trastornos neurodegenerativos.

En resumen, el sueño no es solo un descanso para el cuerpo y la mente, sino un pilar de la salud celular, la prevención del envejecimiento prematuro y la protección contra enfermedades crónicas. Optimizar la calidad del sueño debe ser prioritario en cualquier estrategia de longevidad, en especial para las mujeres, pues, como hemos visto, a lo largo de la vida nos enfrentamos a más problemas relacionados con el sueño.

Los efectos de dormir mal en la salud femenina

Dormir menos de lo necesario no solo provoca que nos levantemos cansadas, sino que puede afectar a diferentes órganos y sistemas. El corazón es uno de los más afectados. Diversos estudios han demostrado que dormir menos de seis horas aumenta el riesgo cardiovascular y de ateroesclerosis,[10] ya que el mal sueño contribuye a la inflamación crónica y eleva la presión arterial, dos factores clave en el desarrollo de problemas cardiacos. Por otra parte, dificulta que el corazón se recupere del esfuerzo diario, lo que lo hace más vulnerable a largo plazo.

Sueño y salud metabólica

El sueño y el metabolismo están muy conectados: si no descansamos lo suficiente, el cuerpo sufre desequilibrios importantes en la regulación del azúcar en sangre. Dormir afecta directamente a la capacidad del cuerpo para procesar y utilizar la glucosa, lo que aumenta el riesgo de desarrollar diabetes tipo 2.[11]

Ya hemos visto que, durante el sueño, el cuerpo entra en una fase de mantenimiento y reparación durante la cual se equilibran muchas funciones hormonales. Una de las más importantes es la producción de insulina, la hormona responsable de regular los niveles de glucosa en sangre. En realidad, actúa como una llave que permite que el azúcar que obtenemos de los alimentos entre en las células para usarlo como energía. Sin embargo, si dormimos poco, el cuerpo produce menos insulina o la utiliza de manera poco eficiente.

Este proceso provoca que el azúcar se mantenga durante más tiempo en el torrente sanguíneo en vez de ser absorbido por las células y, como consecuencia de ello, el páncreas tiene que producir más insulina para reducir el azúcar en sangre. Este sistema de compensación en el que el cuerpo segrega más crea un ciclo vicioso de niveles elevados de glucosa en sangre que puede llevar al desarrollo de diabetes tipo 2.

El insomnio también puede hacer que sintamos hambre, y quizá explique por qué nos apetece comer dulces. La privación crónica de sueño influye en dos hormonas que controlan el apetito: la leptina y la grelina. La leptina nos hace sentir saciadas después de comer, mientras que la grelina estimula el hambre. Cuando no dormimos lo suficiente, los niveles de leptina disminuyen, de manera que no nos sentimos saciadas, y los de grelina aumentan, lo que provoca que tengamos hambre, en especial por carbohidratos y azúcares. Este desequilibrio nos empuja a comer alimentos azucarados en exceso y agrava los problemas metabólicos.

CASO CLÍNICO
La prediabetes y el sueño de Laura

Laura, una mujer de 55 años, acudió a mi consulta en 2021. Estaba atravesando un momento difícil en su vida: su reciente separación y los cambios en su trabajo como enfermera la habían sumido en un estado de estrés constante. A todo esto se sumaba la carga emocional de cuidar a sus dos hijos adolescentes, lo que había alterado sus hábitos de sueño. Laura notaba que se despertaba varias veces durante la noche y, aunque intentaba mantenerse activa y comer de manera saludable, estaba cansada y sin energía durante el día. Además, su ansiedad por los dulces había aumentado, había ganado peso y sentía mucho descontrol en relación con la comida.

En una revisión médica rutinaria, Laura vio que sus niveles de glucosa en sangre estaban altos, lo que la ponía en riesgo de desarrollar diabetes tipo 2. Esa noticia la alarmó, porque no sabía cómo frenar la ingesta de dulces.

Cuando vino a verme, analizamos su historial de sueño, alimentación y actividad física. Laura se dio cuenta de que su insomnio no solo estaba afectando a su energía, sino que había empezado a impactar en su equilibrio hormonal. La falta de descanso interrumpía la regulación de la insulina y la leptina, lo que aumentaba su apetito por alimentos ricos en carbohidratos y azúcares. Además, sus niveles de cortisol —la hormona del estrés— estaban elevados, lo que empeoraba el insomnio y el estado de ánimo. Revisamos la alimentación y, aunque en general era equilibrada, identificamos ciertos ajustes: reducir el consumo de carbohidratos refinados (pan blanco y pasta, que preparaba para sus hijos) y aumentar la ingesta de proteínas y grasas saludables, como frutos secos y semillas.

Le propuse un plan que incluyera cambios tanto en la rutina diaria como en el manejo del estrés, implementamos técnicas de relajación —como ejercicios de respiración profunda y meditación antes de ir a dormir— y establecimos un horario para irse a la cama. También limitamos el uso de pantallas una hora antes de acostarse para favorecer la producción natural de melatonina.

Después de tres meses, los resultados fueron notables. Laura no solo mejoró la calidad del sueño, sino que aprendió a controlar sin mucho esfuerzo la ingesta de dulces. Esto reguló sus niveles de glucosa y mejoró sus análisis, lo que la ayudó a revertir el riesgo de desarrollo de diabetes. Me explicaba que se sentía más controlada, tanto emocional como físicamente, y que había recuperado la energía para afrontar el día a día. Estos avances mejoraron su bienestar y le proporcionaron herramientas para mantener una vida más saludable y longeva.

Sin embargo, al igual que Laura tenía ideas equivocadas respecto a sus hábitos, a menudo tenemos conceptos erróneos sobre el sueño que pueden influir de forma negativa en cómo lo gestionamos. Desmontar algunos de estos mitos es clave para mejorar la comprensión sobre el descanso y su relación con la longevidad.

Mitos sobre el sueño

Cuando se trata del sueño, circulan muchos mitos que nos pueden llevar a malentendidos sobre lo que necesitamos para descansar bien. A continuación vamos a desmentir algunos de los más comunes y veremos cómo afectan a la salud y la longevidad.

Mito 1: «Con la edad, es normal necesitar menos horas de sueño».

Realidad: La creencia de que las personas mayores necesitan menos horas de sueño es falsa. De hecho, no disminuye significativamente con la edad. Lo que cambia es la calidad del sueño, que tiende a volverse más fragmentado y ligero, pero los mayores necesitan, como todos, entre siete y ocho horas cada noche para mantenerse saludables. Dormir menos de lo necesario se relaciona con un mayor riesgo de desarrollar enfermedades crónicas y un envejecimiento acelerado.

Mito 2: «Si no puedes dormir, quédate en la cama hasta que te duermas».

Realidad: Este consejo puede ser contraproducente. Si pasas más de veinte o treinta minutos dando vueltas en la cama sin conciliar el sueño, es mejor que te levantes y hagas una actividad relajante, como leer un libro. Quedarse despierta en la cama puede aumentar la ansiedad por no dormir, lo que hace que descansar sea aún más difícil. Lo ideal es volver a la cama cuando tengas sueño.

Mito 3: «Las siestas durante el día compensan la falta de sueño por la noche».

Realidad: Las siestas son útiles para recargar energía a corto plazo, pero no reemplazan las horas de sueño nocturno. El sueño profundo y reparador que obtenemos por la noche es esencial para regenerar las células y consolidar la memoria. Si dependes demasiado de las siestas, puedes interrumpir tu ciclo de sueño natural y que te cueste aún más dormir bien por la noche.

Mito 4: «El alcohol antes de dormir ayuda a descansar mejor».

Realidad: Al principio el alcohol puede hacerte sentir somnolienta, pero interfiere con las fases profundas del sueño. Aunque puedes quedarte dormida más rápido después de una copa, el sueño será menos reparador, más fragmentado, y es probable que te despiertes durante la noche. A largo plazo, el alcohol empeora la calidad del descanso y afecta negativamente a tu salud.

Mito 5: «Dormir más los sábados y domingos compensa las noches de poco sueño entre semana».

Realidad: Por desgracia, no podemos recuperar el sueño perdido acumulando horas el fin de semana. Los cambios bruscos en el horario de sueño, conocidos como «*jet lag* social», pueden desajustar el reloj biológico interno, lo que afecta a la capacidad para dormir bien entre semana. Lo mejor es mantener una rutina de sueño constante, incluso los sábados y domingos.

Mito 6: «El insomnio es una fase pasajera, no tiene consecuencias graves».

Realidad: El insomnio puede ser temporal, pero, si es crónico, tiene consecuencias para la salud. La falta prolongada de sueño se relaciona con el deterioro cognitivo, el aumento del riesgo de enfermedades como diabetes o problemas cardiacos, el desarrollo de depresiones y el envejecimiento prematuro. Si te cuesta dormir de forma constante, es importante que busques soluciones antes de que afecte seriamente a tu bienestar.

Como hemos visto, creer en estos mitos puede hacernos tomar decisiones que influyan de forma negativa en la calidad del sueño. Ahora que hemos aclarado algunas de las creencias comunes, ha llegado el momento de centrarnos en qué podemos hacer para mejorar la calidad del descanso, empezando por controlar los nutrientes que consumimos. Lo que ponemos en el plato puede marcar una gran diferencia en cómo dormimos y, en consecuencia, en cómo envejecemos.

Nutrientes esenciales para un sueño reparador

Biológicamente, el cuerpo sigue un **ciclo circadiano** que regula los ciclos de sueño-vigilia a lo largo de veinticuatro horas. Sin embargo, diversos factores —como los trastornos del sueño o unas costumbres alimentarias erróneas— pueden alterarlo y afectar a la salud física y mental. En este sentido, la nutrición juega un papel fundamental en la calidad del sueño, ya que ciertos nutrientes influyen en los mecanismos que regulan el descanso. A continuación te explico cómo algunos pueden ayudarte a mejorar la calidad del sueño.[12]

Carbohidratos

Los carbohidratos no solo proporcionan energía a lo largo del día, sino que influyen en la calidad del descanso. Diversos estudios han demostrado que los **de alto índice glucémico** —como el pan blanco, la pasta blanca o los dulces— pueden reducir el tiempo que tardamos en conciliar el sueño, pero se asocian con un mayor número de despertares nocturnos y una menor calidad del descanso.[13] Esto significa que, aunque hagan que te duermas más rápido, no promueven un sueño reparador. Por lo tanto, no es la mejor estrategia para mejorar la calidad del sueño.

Por su parte, los **de bajo índice glucémico** —como las frutas y las verduras— pueden favorecer un sueño reparador, ya que proporcionan una liberación sostenida de energía sin picos de glucosa.[14] Además, el aumento de fibra en la dieta ha mostrado tener efectos positivos en la prevención del insomnio. De manera adicional, una dieta rica en fibra podría influir en el microbioma intestinal, cuyas alteraciones últimamente se han relacionado con trastornos del sueño.[15] Al mejorar la salud intestinal a través de alimentos ricos en fibra, se podría promover una mejor calidad, reducir la incidencia de despertares nocturnos y favorecer un sueño más profundo y reparador.[16]

Ácidos grasos y aminoácidos

Los **ácidos grasos omega 3**, presentes en el pescado azul —salmón, atún, sardinas…— y algunas semillas —chía o lino—, tienen un papel crucial en la regulación del sueño.[17] No solo benefician a la salud cardiovascular, sino que mejoran la calidad del sueño, los sofocos y la depresión en mujeres posmenopáusicas.[18] El consumo regular de alimentos ricos en omega 3 se relaciona con una mayor duración del sueño y menos despertares nocturnos, y favorece la producción de melatonina, la hormona que regula los ciclos de sueño.

Por el contrario, un consumo excesivo de grasas saturadas —presentes en ultraprocesados y fritos— puede afectar negativamente y reducir la cantidad de sueño de ondas lentas, crucial para la recuperación física.

Los **aminoácidos** son como los ladrillos que se usan para construir las estructuras del cuerpo, y algunos, como el **triptófano**, juegan un papel crucial en el descanso.[19] Imagínatelo como el ingrediente principal de una receta que el cuerpo necesita para preparar dos sustancias esenciales para el bienestar: serotonina y melatonina.

Primero, el triptófano se transforma en serotonina, un calmante natural que nos ayuda a sentirnos relajadas y con buen ánimo durante el día. De noche, esa serotonina se convierte en melatonina, la señal de apagado para el cerebro que le indica que ha llegado la hora de dormir. Alimentos como el pavo, los huevos, el queso y algunos frutos secos son ricos en triptófano. Es como si le proporcionaras al cuerpo los ingredientes que necesita para preparar esta receta que te ayudará a conciliar el sueño con facilidad y a tener un descanso más profundo y reparador.

Otro aminoácido importante es el **GABA** (ácido gamma-aminobutírico), que también actúa como un interruptor de relajación en el cerebro. Piensa en él como un freno que reduce la velocidad de los pensamientos y la ansiedad, al tiempo que promueve la calma. Este neurotransmisor es clave para preparar la mente y el cuerpo para descansar. Alimentos fermentados como el yogur o el kéfir son ricos en GABA,[20] y consumirlos es como darle a tu cuerpo esa ayuda extra que disminuye el insomnio y mejora la calidad del sueño.

Vitaminas y minerales

Algunas vitaminas y minerales juegan un papel clave en la calidad del sueño. La **vitamina D**, que obtenemos principalmente a través de la exposición solar y de alimentos como el pescado azul, está relacionada con un sueño más profundo y reparador. Su deficiencia se asocia con trastornos del sueño como el insomnio y la apnea.[21]

La **vitamina B6**, presente en alimentos como los plátanos, el salmón y los garbanzos, es esencial para producir serotonina y melatonina, neurotransmisores que regulan el estado de ánimo y el ciclo de sueño-vigilia. Su déficit puede influir en la capacidad de conciliar y mantener el sueño debido a su papel en la síntesis de serotonina, el calmante natural. De hecho, una revisión reciente recomienda tener unos niveles adecuados para garantizar una buena calidad de sueño.[22]

El **magnesio** es otro nutriente importante para la relajación y el bienestar general, y su ingesta puede mejorar el sueño. Este mineral ayuda a calmar el sistema nervioso, lo cual puede reducir la ansiedad y facilitar la conciliación del sueño. A pesar de que algunos estudios observacionales sugieren una relación positiva entre el magnesio y la calidad del sueño, algunos ensayos clínicos han mostrado resultados mixtos, así que no existe un consenso sobre sus beneficios directos en el sueño.[23] Aunque la evidencia científica no es concluyente, recomiendo incluir alimentos ricos en magnesio en las cenas, pues mi experiencia en consulta me ha demostrado que las mujeres mejoran la calidad del sueño: frutos secos, semillas, verduras de hoja verde, lácteos y fruta como plátanos, fresas o aguacates.

Plato Reina básico

Después de todo lo que hemos mencionado sobre la importancia de la nutrición para alcanzar un sueño reparador, quizá te parezca complicado diseñar una cena que incluya todos los nutrientes esenciales y que, al mismo tiempo, te ayude a mejorar la calidad del sueño. Sin embargo, sin ser especialistas en nutrición, podemos aprender a preparar cenas que nos permitan descansar mejor de forma sencilla. En el capítulo 3 te presenté el plato Reina, que ofrece una guía visual muy clara sobre las proporciones adecuadas del plato de mediodía para la mujer madura. Este concepto es válido a la hora de cenar, pero con algunos ajustes para optimizar el descanso nocturno.

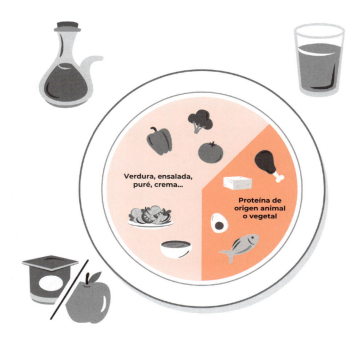

El **plato Reina básico** que vemos en la imagen sigue los principios del plato Reina original, pero está adaptado para satisfacer mejor **las necesidades nutricionales de la cena** y favorecer un buen descanso. En el plato Reina básico la proporción de los hidratos de carbono derivados de los cereales se reduce a favor de una ración más grande de vegetales, mientras que la ración proteica es igual que en el plato Reina. Esta ligera variación no es por casualidad: los estudios sugieren que ingerir hidratos de carbono por la noche puede afectar a la calidad del sueño, ya que aumentan los despertares nocturnos porque producimos menos melatonina.[24, 25] En cambio, incrementar la ración de vegetales mantiene una carga glucémica baja, y eso favorece un sueño más regenerativo y profundo, y evita fluctuaciones bruscas del azúcar en la sangre. Asimismo, esta combinación de proteínas y más vegetales, junto con la reducción de cereales, favorece un sueño más reparador al reducir la producción de hormonas como el cortisol, la insulina o el glucagón. Estas hormonas, cuando están elevadas, pueden afectar negativamente en la calidad del sueño y provocar más despertares nocturnos.[26]

Por otra parte, los vegetales son ricos en vitaminas y minerales esenciales como el magnesio y la vitamina C, que desempeñan un papel importante en la calidad del sueño. Este enfoque no solo promueve la estabilidad de la glucosa en sangre, sino que maximiza la ingesta de nutrientes fundamentales para el descanso, lo cual sigue las recomendaciones del estudio de Sejbuk *et al.*[27] que destaca la importancia de una alimentación de bajo índice glucémico para favorecer un sueño de calidad y minimizar las interrupciones relacionadas con la dieta.

La proporción de proteínas ofrece aminoácidos esenciales, como el triptófano y la glutamina, que juegan un papel fundamental en la producción de neurotransmisores que regulan el sueño, como la serotonina. Además, las proteínas son fuente de vitaminas del grupo B y ácidos grasos, ambos necesarios para un descanso adecuado.[28]

Con esta estructura de plato, crear cenas equilibradas, fáciles y nutritivas es más sencillo de lo que parece. Algunas ideas incluyen:

- Crema de verduras con sardinas a la plancha.
- Salmón en papillote con un surtido de vegetales.
- Ensalada de hojas verdes con queso fresco y huevo duro.

Las combinaciones son casi infinitas. Solo necesitas despertar la creatividad en la cocina y utilizar como referencia las frecuencias de consumo de la dieta Reina (capítulo 3) y el plan nutricional que te dejo en «El santo grial de la juventud» (página 227).

¿Eso significa que no podemos comer cereales de noche? Mi recomendación es que, si experimentas despertares nocturnos, reserves su consumo para el desayuno y la comida. Sin embargo, si duermes bien o realizas actividad física de media a moderada por la tarde o noche, puedes utilizar el plato Reina para la cena. Recuerda que en la alimentación no hay reglas absolutas: cada persona es única. Escucha a tu cuerpo y adapta las recomendaciones a tus necesidades y estilo de vida.

CASO CLÍNICO
El sueño de Ana

Ana, de 57 años, llegó a mi consulta tras varios meses en los que los problemas de sueño estaban afectando a su calidad de vida. Se despertaba varias veces durante la noche debido a sofocos y sudoraciones nocturnos provocados por la menopausia, lo que la dejaba agotada durante el día. Esa fatiga constante hacía que se sintiera irritable y con poca energía para disfrutar de las actividades cotidianas. A pesar de que practicaba ejercicio de forma regular y seguía una dieta equilibrada, sentía que su cuerpo no le respondía como antes.

Durante la consulta, hablamos sobre cómo los cambios hormonales que se producen en la menopausia, en especial la disminución de los niveles de estrógenos y progesterona, afectaban a su capacidad para descansar bien. No solo aumentaban los sofocos nocturnos, sino que reducían la producción de melatonina, lo que contribuía al insomnio y le provocaba un sueño fragmentado.

Tras revisar su alimentación, encontramos que, aunque era bastante saludable, consumía carbohidratos refinados por la noche y no estaba incluyendo suficientes alimentos ricos en ácidos grasos omega 3 o fitoestrógenos, que pueden aliviar los síntomas de la menopausia. También había desequilibrios en las proporciones de vegetales y proteínas en las cenas, lo que contribuía a los despertares durante la noche.

Para mejorar su descanso, le propuse introducir el plato Reina básico como guía para sus cenas, con algunos ajustes clave. Este modelo aumentaba la proporción de vegetales frente a los carbohidratos refinados, lo que ayudaba a mantener la carga glucémica baja durante la noche y evitaba los picos de azúcar en sangre que podían interrumpir el sueño. También le sugerí aumentar la ingesta de proteínas, pues son ricas en triptófano —como pescado, huevos y tofu— y favorecen la producción de serotonina y melatonina, esenciales para regular el sueño.

Por otro lado, le recomendé incrementar el consumo de vegetales como espinacas, brócoli y calabacines en la cena, ya que contienen magnesio y otros nutrientes que promueven la relajación muscular y el sueño profundo. Además de los ajustes alimentarios, exploramos el uso de suplementos naturales para abordar los sofocos y mejorar el sueño. Le recomendé melatonina para regular el ciclo de sueño-vigilia e isoflavonas derivadas de la soja para reducir los síntomas de la menopausia.

Tras varias semanas, empezó a notar una mejoría en el sueño. Aunque los sofocos no desaparecieron, se volvieron menos intensos y frecuentes, lo que le permitió dormir de forma más continua. Al mejorar el descanso, experimentó un cambio notable en el estado de ánimo y el nivel de energía durante el día. Se sentía optimista al saber que había encontrado una forma efectiva de manejar los síntomas de la menopausia, mejorando tanto la calidad de vida como la salud a largo plazo.

El caso de Ana muestra cómo los cambios hormonales y los hábitos de vida pueden influir en la calidad del sueño, y que pequeñas modificaciones en la alimentación y la rutina diaria pueden marcar una gran diferencia en el descanso. Sin embargo, más allá de los factores hormonales y alimentarios, como ya hemos visto, el ciclo circadiano es el reloj interno que regula muchos de los procesos biológicos fundamentales para el bienestar. Este ritmo natural, que dicta cuándo dormimos y nos despertamos, se ve muy influenciado por la luz y otros factores del entorno, así que, en el mundo moderno, mantener un ciclo circadiano equilibrado puede ser todo un desafío. A continuación veremos cómo podemos ajustar este reloj interno para optimizar la salud y la longevidad.

El ciclo circadiano y cómo adaptarlo al estilo de vida moderno

Como hemos visto, el cuerpo sigue el ritmo biológico llamado «ciclo circadiano» que regula muchos de los procesos fisiológicos durante las veinticuatro horas, incluyendo el sueño y la vigilia. Este reloj interno está estrechamente influenciado por la exposición a la luz natural, que actúa como sincronizador. Por la mañana, cuando nos exponemos al sol, nos sentimos más enérgicas y despiertas porque la luz frena la producción de la hormona del sueño (melatonina). Al caer la noche, el cuerpo vuelve a producirla y esta induce el sueño y, de nuevo, da inicio al ciclo vigilia-sueño.

Sin embargo, en el mundo moderno, este ciclo puede verse alterado por diversos factores. El uso constante de pantallas, la exposición a luces artificiales, los horarios laborales irregulares y la falta de exposición al sol son capaces de desajustar ese reloj biológico, lo que afecta a la calidad del sueño y provoca insomnio o un sueño poco reparador. Pero ¿cómo podemos adaptar el ciclo circadiano a las demandas del estilo de vida moderno?

Una de las estrategias más eficaces es establecer una rutina constante. El cuerpo responde mejor si mantenemos horarios regulares de sueño, lo que significa acostarse y levantarse a la misma hora a diario, incluso los fines de semana. Aunque es tentador dormir más los días libres, esta variabilidad en los horarios puede alterar el ciclo circadiano y afectar de forma negativa a la capacidad para conciliar el sueño de manera regular. Mantener una rutina permite que el cuerpo se ajuste y funcione de forma óptima, lo que facilita un sueño más profundo y reparador.

Otra forma de favorecer la sincronización del reloj biológico es crear una rutina relajante que prepare al cuerpo para dormir. Este necesita tiempo para pasar de un estado de alerta a uno de reposo, y la transición puede facilitarse si se realizan ciertas actividades. Por ejemplo, la meditación o la práctica de ejercicios de respiración profunda son técnicas que ayudan a calmar la mente y a reducir los niveles de estrés, lo que propicia la relajación necesaria para conciliar el sueño. De igual manera, la lectura de un libro es una excelente forma de desconectar del ritmo acelerado del día y facilita el descanso.

En la misma línea, es importante desconectar de la tecnología antes de dormir. La constante exposición a las notificaciones, redes sociales o correos electrónicos mantiene la mente en un estado de alerta innecesario, y eso impide que nos relajemos lo suficiente para dormir bien. Si es posible, es recomendable dejar los dispositivos fuera del dormitorio y reservar esa última hora antes de dormir para actividades que promuevan la calma y la relajación.

El ambiente del dormitorio también juega un papel fundamental en la calidad del sueño. Un espacio fresco, oscuro y tranquilo favorece el descanso profundo. Asegúrate de mantener la habitación a una temperatura cómoda y, si la luz externa es un problema, utilizar cortinas opacas puede ser una solución. Si el ruido es una constante que interrumpe tu sueño, el uso de tapones para los oídos o máquinas de ruido blanco puede ser de gran ayuda.

En resumen, adaptar el estilo de vida moderno a las necesidades del ciclo circadiano no es imposible, pero requiere de ciertos ajustes conscientes. Mantener una rutina de sueño constante, regular la exposición a la luz y crear un ambiente adecuado para descansar son estrategias clave para mejorar la calidad del sueño y, con ello, la salud física y mental. Al respetar el ritmo natural del cuerpo, podremos disfrutar de un descanso más profundo y reparador, lo que tendrá repercusiones positivas en la energía, el estado de ánimo y el bienestar general.

El papel del ejercicio en la mejora del sueño

En el capítulo 5 ya vimos que el ejercicio tiene un impacto profundo en la salud de la mujer, desde la mejora del sistema cardiovascular hasta la preservación de la masa muscular y la salud ósea. Sin embargo, uno de los beneficios adicionales y menos discutidos es su impacto directo en la calidad del sueño.[29]

La práctica habitual de ejercicio no solo ayuda a regular el ciclo circadiano, promoviendo un ritmo natural de sueño-vigilia, sino que reduce los niveles de cortisol, la hormona del estrés, y promueve un mejor sueño al reducir los despertares nocturnos y facilitar un sueño profundo.[30] Además, la actividad física incrementa la producción de endorfinas, lo que contribuye a una sensación de bienestar general que puede favorecer un descanso más intenso y reparador.

Asimismo, la reducción de la inflamación crónica de bajo grado que mencionamos a lo largo del libro no solo protege al cuerpo de enfermedades crónicas como la diabetes tipo 2 o los problemas cardiovasculares, sino que tiene un impacto positivo en la calidad del sueño. Diversos estudios han demostrado que las personas que realizan ejercicio aeróbico o de fuerza de manera regular presentan niveles más bajos de marcadores inflamatorios, como la PCR, lo que se asocia con un mejor descanso y menos interrupciones durante la noche.

Por lo tanto, si buscas una forma efectiva de mejorar tanto la salud física como el descanso nocturno, integrar una rutina equilibrada que incluya tanto entrenamiento de fuerza como ejercicio aeróbico moderado es fundamental. Como vimos en el capítulo 5, no tienes que ser una atleta para obtener estos beneficios: pequeñas dosis de actividad diaria, como caminar a paso rápido o realizar ejercicios de fuerza, tienen un impacto significativo en la calidad del sueño y la longevidad.

Recuerda

- **El sueño es crucial para la regeneración celular y la salud mitocondrial.**[31] Dormir bien permite que tu cuerpo repare el daño celular acumulado, lo que reduce el envejecimiento prematuro y el riesgo de enfermedades crónicas.

- **Las mujeres experimentamos más problemas de sueño que los hombres.** Los cambios hormonales durante el ciclo menstrual, el embarazo y la menopausia tienen un impacto significativo en la calidad del sueño.

- **La falta de sueño puede acelerar el envejecimiento.** El estrés oxidativo derivado de un mal descanso contribuye al deterioro de la piel y aumenta el riesgo de enfermedades cardiacas, diabetes tipo 2 y trastornos neurodegenerativos.

- **La alimentación influye en la calidad del sueño.** Los alimentos ricos en triptófano, magnesio, ácidos grasos omega 3 y carbohidratos de bajo índice glucémico favorecen un descanso reparador.

- **La luz natural y las rutinas regulares son clave para mantener un ciclo circadiano saludable.**[32] Evita la exposición a las pantallas antes de dormir y asegúrate de recibir luz natural durante el día.

- **Los suplementos pueden ayudarte a mejorar el descanso.** Si te estás medicando, consulta a un profesional antes de empezar a usarlos. Hablaremos de ellos en el capítulo 9.

- **El ejercicio regular mejora tanto la salud física como la calidad del sueño.** Las actividades aeróbicas y de fuerza no solo promueven un corazón sano, sino que facilitan un sueño más profundo y reparador.

Dormir no es un lujo, es una necesidad. Cuidar de tu descanso es invertir en tu salud presente y futura. Al adoptar hábitos que promuevan un buen sueño, estarás dándole al cuerpo la oportunidad de renovarse cada noche y así disfrutar de una vida más saludable y longeva. ¡Haz del sueño tu mejor aliado para un envejecimiento saludable!

8

El verdadero chip de la juventud está en nuestra cabeza

La relación entre la salud y la longevidad es un tema fascinante. Más allá de los factores genéticos y biológicos, el bienestar emocional y mental juega un papel básico en la calidad y esperanza de vida. Numerosos estudios han demostrado que tener una actitud positiva, mantener relaciones sociales saludables y cultivar un pensamiento resiliente se asocian con una mayor longevidad y una mejor salud en general.

El optimismo, en particular, se ha identificado como un predictor clave de longevidad. Investigaciones realizadas en instituciones como Harvard revelan que las personas optimistas no solo viven más tiempo, sino que gozan de mejor salud a lo largo de la vida. En concreto, un estudio que incluyó a ciento cincuenta y nueve mil mujeres encontró que las participantes más optimistas tuvieron un 10 por ciento más de probabilidades de llegar a los 90 años.[1] Análisis como este sugieren que el optimismo y el bienestar emocional tienen un efecto protector en el organismo: mejoran la respuesta inmunitaria, reducen los niveles de estrés y disminuyen el riesgo de enfermedades crónicas. En otras palabras, cultivar una mentalidad positiva podría ser tan importante para la longevidad como llevar una alimentación equilibrada o hacer ejercicio con regularidad.

En el caso de las mujeres, la salud emocional parece tener un impacto aún más significativo en la longevidad. Aunque tanto hombres como mujeres nos beneficiamos del bienestar emocional, diversos estudios han encontrado que si nosotras mantenemos una actitud positiva y una buena red de apoyo social tendemos a vivir más tiempo que las que no lo hacen.[2]

Comprender cómo la mente y las emociones influyen en la longevidad nos permite mejorar la calidad de vida hoy y nos ofrece herramientas valiosas para construir un futuro más saludable. Este capítulo explora los vínculos entre la salud emocional y la longevidad, y proporciona una visión basada en la ciencia y las diferencias de género que nos ayudará a entender el papel crucial que juega la mente en el proceso de envejecimiento.

El papel del optimismo en la longevidad

La ciencia ha dejado claro que el optimismo es más que una actitud, es un factor que determina cuántos años viviremos y con qué calidad de vida. Estudios de gran envergadura muestran que las personas optimistas no solo viven más, sino que tienen menos probabilidades de padecer enfermedades graves. En una investigación que abarcó a más de setenta mil mujeres, se observó que las que tenían altos niveles de optimismo presentaban un 30 por ciento menos de riesgo de muerte por enfermedades cardiovasculares y cáncer.[3]

Este efecto positivo del optimismo sobre la salud se mantuvo incluso después de considerar otros factores, como el nivel socioeconómico, el estado de ánimo y los hábitos de salud. Aunque los hábitos saludables y las condiciones de salud explicaron parte de esta relación, no lograron eliminarla por completo, lo que sugiere que el optimismo tiene un impacto directo en la salud física.

Pero ¿cómo es posible que una mentalidad positiva tenga un impacto tan profundo en el bienestar? La respuesta se encuentra en los complejos mecanismos que unen la mente y el cuerpo. Para empezar, las personas optimistas tienden a disfrutar de un sistema inmunitario más fuerte:[4] se enfrentan mejor a las infecciones y a los agentes patógenos porque su organismo está más equilibrado. Al mismo tiempo, el optimismo reduce la inflamación crónica, un problema silencioso que, en gran medida, es responsable de muchas enfermedades degenerativas.

El optimismo también se vincula con una mayor resiliencia frente al estrés. Las personas que ven el mundo a través de una lente optimista suelen interpretar los desafíos como oportunidades, lo que les permite afrontar las dificultades con más calma.[5] Al sentir que tienen el control, liberan menos cortisol, la famosa hormona del estrés de la que tanto hemos hablado y que desgasta el organismo. Como si fuera un círculo virtuoso, las personas optimistas son más propensas a adoptar hábitos saludables: comen mejor, duermen más y se mantienen activas, lo que potencia su bienestar físico y mental.

Ahora bien, no todas nacemos optimistas, pero eso no significa que no podamos desarrollar una mentalidad positiva.[6] Aquí propongo algunas técnicas que, con práctica y constancia, pueden ayudarte a fomentar una visión más optimista de la vida:

- **Reencuadre positivo.** Una de las formas más sencillas de cambiar la perspectiva es buscar el lado positivo de las cosas. Toda situación difícil tiene algo que enseñarnos y, si nos enfocamos en esa lección, podremos convertir experiencias negativas en oportunidades de crecimiento.[7] Por ejemplo, cuando algo no sale como esperábamos, podemos preguntarnos: «¿Qué aprendo de esto?». Este cambio de enfoque puede marcar la diferencia en nuestro bienestar emocional. Aunque esta práctica parece sencilla, es más difícil si nos estamos enfrentando a un problema. Sin embargo, con paciencia y constancia, podemos lograrlo. Se trata de detenernos, observar esa dificultad desde otro ángulo y encontrar conscientemente la lección o el aspecto positivo que nos ayude a seguir adelante.

- **Práctica de la gratitud.** Dedicar unos minutos al día a reflexionar sobre las cosas buenas que tenemos es una forma poderosa de cultivar el optimismo.[8] Mi manera de practicarlo es muy sencilla, lo hago algunas noches, en especial los días en los que me siento agotada o he tenido una jornada difícil: después de cenar, tomo un collar de cuentas y, con música relajante de fondo, voy pasándolas siguiendo el ritmo. Este ejercicio me ayuda a calmar los pensamientos, me relaja, y, de manera casi instintiva, empiezan a surgir ideas que me llevan a agradecer algo que ha ocurrido durante el día. Por muy malo que haya sido, siempre hay algo positivo por lo que dar gracias, si lo analizamos. Con el tiempo, este hábito nos enseña a valorar esos pequeños momentos de felicidad que a veces pasamos por alto.

- **Visualización positiva.** Imagina tus objetivos cumplidos y visualízate alcanzando tus metas. Al proyectarnos hacia un futuro deseado generamos emociones positivas que pueden hacer que crezca nuestra motivación y bienestar.[9] La próxima vez que te enfrentes a un desafío, dedica unos minutos a imaginarte el resultado ideal. Este ejercicio te ayudará a reducir el miedo y a sentir más confianza durante el proceso.

Cómo practicar la visualización positiva

Quiero compartir contigo una técnica de visualización positiva que suelo practicar y que me ayuda a enfrentarme a mis retos: antes de una charla o conferencia, siempre visualizo cada detalle de la experiencia. Lo hago porque, aunque disfruto sobre el escenario, siempre tengo una mezcla de nervios y emoción al enfrentarme al público.

Por eso, antes de cada presentación, me tomo un momento para imaginarme cómo será el entorno: visualizo el auditorio, al público sentado, y me veo de pie, hablando con seguridad y fluidez. Me detengo a observar cómo mis palabras fluyen con facilidad, cómo el público asiente y se muestra interesado por lo que digo. Incluso me imagino detalles como el calor de los focos en la cara y la ropa que llevaré. Cuanto más realista sea la imagen mental, más me ayuda.

Por último, visualizo el resultado ideal: termino la presentación, oigo el aplauso del público y siento la satisfacción y el alivio por haber logrado transmitir mi mensaje.

Este ejercicio no solo nos permite crear una imagen clara del éxito, sino que evoca las emociones positivas que acompañan al logro de metas. Sentir satisfacción y alivio, como si ya hubiéramos alcanzado ese resultado, es el primer paso para enfrentarse al desafío con confianza.[10] Al practicar esta visualización regularmente, el cerebro asocia ese escenario con sentimientos de calma y seguridad, reduce el miedo y aumenta la confianza para afrontar la situación real.

Consejos para incorporar la visualización positiva

- **Encuentra un lugar tranquilo.** Dedica unos minutos al día a visualizar un espacio donde te sientas relajada y sin distracciones.
- **Haz que forme parte de tu rutina.** Antes de enfrentarte a una situación desafiante —una reunión, una entrevista o un nuevo proyecto—, visualiza el resultado exitoso que pretendes conseguir.
- **Añade detalles.** Cuanto más específica seas en tu visualización, más realista será. Imagina no solo el resultado, sino también los pasos que tendrás que dar para lograrlo y las sensaciones positivas que notarás a lo largo del proceso.

Recuerda que la visualización positiva, como cualquier otra técnica, requiere práctica y consistencia. Con el tiempo, esta herramienta no solo fortalecerá tu confianza y te ayudará a mantener el enfoque en tus metas, sino que robustecerá tu capacidad para adaptarte a las dificultades, una habilidad fundamental para alcanzar una vida longeva y plena.

Y aquí entra en juego la **resiliencia**. Si bien la visualización positiva nos permite proyectar un futuro más brillante, la resiliencia emocional nos aporta las herramientas necesarias para enfrentarnos a los obstáculos del presente.[11] Esta capacidad de adaptarnos y superar las dificultades es crucial para mantener la salud emocional y física, ya que nos permite reducir el estrés y conservar el equilibrio a medida que envejecemos.

La resiliencia: un ingrediente más para la longevidad

Para las mujeres, la resiliencia emocional tiene un papel significativo, ya que nos enfrentamos a cambios únicos a lo largo de la vida: desde transiciones hormonales —como los embarazos o la menopausia— hasta retos específicos en roles de cuidado en la familia y la comunidad. Estos factores, junto con el envejecimiento y las demandas cambiantes de la vida cotidiana, hacen de la resiliencia una herramienta crucial para adaptarnos y mantenernos fuertes a lo largo del tiempo.

Los pilares de la resiliencia

Cultivar la resiliencia no se consigue de la noche a la mañana, existen prácticas que podemos incorporar para fortalecer esta capacidad. Con el tiempo, se convertirá en una herramienta que nos ayuda a enfrentarnos al envejecimiento con fortaleza.

La **aceptación** es uno de los pilares de la resiliencia. Reconocer que las adversidades forman parte de la vida nos permite mantener una actitud abierta frente a los cambios inevitables. Esto no significa resignarse, sino aprender a vivir con lo que no podemos cambiar y centrarnos en cómo adaptarnos a las nuevas circunstancias. La **adaptabilidad** es otra característica esencial de las personas resilientes: no se enfocan en lo que han perdido, sino en lo que aún pueden hacer y lograr: aprenden nuevas habilidades, ajustan sus expectativas y encuentran maneras creativas de seguir adelante. Este tipo de flexibilidad es vital para mantener el bienestar emocional, sobre todo cuando nos enfrentamos a limitaciones físicas o cambios drásticos en la vida diaria.

Por último está el **manejo del estrés**. El estrés es una de las principales barreras para la longevidad, pero puede emplearse de forma efectiva a través de estrategias como la meditación, el *mindfulness* o la respiración profunda. Estas técnicas no solo nos ayudan a reducir la ansiedad, sino que nos permiten tener una perspectiva más clara y equilibrada frente a los desafíos. Además, el ejercicio regular es otra excelente forma de liberar tensiones y mejorar el estado de ánimo, lo que crea mayor sensación de bienestar general.

En resumen, la resiliencia es esencial para enfrentarnos a los desafíos del envejecimiento y vivir plenamente cada etapa de la vida. Aceptar las adversidades, ser flexibles ante los cambios y gestionar el estrés son herramientas poderosas que nos permiten disfrutar de la vida y mantenernos en equilibrio. Al igual que la resiliencia y el optimismo, las relaciones sociales desempeñan un papel esencial en la promoción de una vida larga y saludable. Este es uno de los grandes aprendizajes que nos brindan las Zonas Azules, comunidades alrededor del mundo en las que las personas viven más tiempo y disfrutan de una mejor calidad de vida.[12]

La lección de las Zonas Azules y el *ikigai*

Un claro ejemplo del impacto de las relaciones sociales en la longevidad se puede observar en las **Zonas Azules**, regiones del mundo donde las personas viven significativamente más tiempo que el promedio.[13] Estas zonas —como Okinawa, en Japón, o Cerdeña, en Italia— nos enseñan que la clave de la longevidad no solo está en la dieta o el ejercicio, sino en la red social que estas comunidades mantienen a lo largo de la vida. En estas regiones, el sentido de pertenencia, el apoyo comunitario y los lazos intergeneracionales son básicos sociales. Aquí, las mujeres juegan un papel central en las dinámicas sociales, pues se encargan de crear redes de apoyo que no solo benefician a su familia, sino a toda la comunidad.[14] Este ciclo de reciprocidad intergeneracional es indispensable para las mujeres, ya que el sentimiento de ser valoradas y útiles les proporciona bienestar emocional y un propósito, factores esenciales para la longevidad.

Considero que las Zonas Azules nos ofrecen una lección fundamental: sus comunidades están organizadas de tal manera que el apoyo fluye de forma natural y constante. Las personas mayores participan en actividades colectivas, comparten rituales y cuidan unas de otras. Este sentido de comunidad no solo contribuye al bienestar emocional, sino que refuerza el sistema inmunitario y reduce la incidencia de enfermedades crónicas, lo cual explica, en parte, por qué las personas de estas regiones alcanzan edades avanzadas y mantienen una salud notable.

En el mundo occidental, sin embargo, hemos dejado a nuestros mayores en los márgenes de la vida cotidiana. Tomar conciencia de este error y trabajar para fortalecer las redes sociales en su favor podría ser clave para mejorar la calidad de vida y longevidad. Es importante recordar el valor de cuidar a nuestros mayores, integrarlos en el día a día y reconocer la riqueza de enseñanzas y sabiduría que nos ofrecen.

El ikigai *o propósito*

El concepto de *ikigai*, también muy presente en las Zonas Azules, se traduce como «razón de ser» o «motivo para levantarse cada mañana». Este término japonés recoge la idea de vivir con un propósito claro, algo esencial para llevar una vida longeva y satisfactoria. En Okinawa, el *ikigai* es un elemento muy arraigado en la cultura, y se considera uno de los factores clave para la longevidad de sus habitantes.[15] La búsqueda de un propósito vital no solo ayuda a las personas a encontrar sentido a su día, sino que les proporciona un marco para mantenerse activas y comprometidas, lo cual se refleja en su bienestar físico y emocional a lo largo de los años.

El *ikigai* se encuentra en la intersección de cuatro elementos principales:

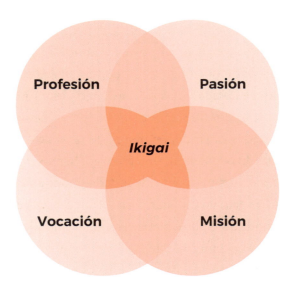

1. **Lo que amas (pasión):** lo que te hace sentir plena y te llena de energía.

2. **Lo que necesita el mundo (misión):** cómo puedes contribuir positivamente a los demás o a la sociedad.
3. **Lo que sabes hacer bien (vocación):** habilidades y talentos que has desarrollado a lo largo de tu vida.
4. **Por lo que puedes ser recompensado (profesión):** aquello por lo que puedes recibir un beneficio económico o de otro tipo como el sentimiento de pertenencia a un grupo.

El equilibrio entre estos cuatro componentes nos permite encontrar un propósito duradero y satisfactorio que, a su vez, contribuya al bienestar emocional y físico. En las Zonas Azules, las personas no solo siguen una alimentación saludable y practican ejercicio, sino que se sienten útiles en su comunidad, mantienen conexiones interpersonales profundas y viven con un propósito. Esta sensación de que la vida tiene un sentido y un valor profundo les da la fortaleza necesaria para enfrentarse a las dificultades y adaptarse a los cambios que vienen con la edad.

Incorporar el concepto de *ikigai* a la vida diaria no requiere grandes cambios, sino una reflexión sobre lo que nos motiva, lo que amamos y cómo podemos usar nuestras habilidades para ayudar al entorno. Preguntas como «¿Qué me gusta hacer?» o «¿Cómo puedo usar mis talentos para ayudar a los demás?» son puntos de partida para descubrir o fortalecer nuestro *ikigai*.

En las mujeres, en especial durante la madurez, este propósito puede estar vinculado a roles intergeneracionales, como cuidar de los nietos, ser una figura clave en la comunidad o contribuir con nuestra experiencia a las nuevas generaciones. Esta transmisión de conocimiento y valores genera un fuerte sentido de conexión y relevancia, lo cual fortalece la salud emocional y la longevidad.

EJERCICIO PRÁCTICO PARA CONECTAR CON TU *IKIGAI*

Tómate unos minutos para reflexionar sobre estos cuatro elementos. Puedes hacer una lista o pensarlo en silencio:

1. **¿Qué actividades me llenan de energía y disfruto profundamente? (pasión).** Reflexiona sobre aquellas cosas que amas hacer, incluso si aún no eres experta en ellas. ¿Qué te hace perder la noción del tiempo?
2. **¿De qué manera podría utilizar mis pasiones para aportar algo positivo a los demás o al mundo? (misión).** Piensa en cómo tus intereses podrían beneficiar a otras personas o contribuir a una causa que te importa.
3. **¿Qué habilidades o talentos poseo y que disfruto al compartirlos? (vocación).** Identifica aquello que haces bien y que, además, disfrutas cuando lo enseñas o lo aplicas para ayudar a otros.
4. **¿Cómo puedo aplicar mis pasiones y habilidades en algo que tenga un impacto positivo y que pueda sostener a largo plazo? (profesión).** Pregúntate cómo convertir tus intereses en algo sostenible, tanto a nivel personal como profesional.

EJEMPLO

Un ejemplo de *ikigai* podría ser el de una mujer de 65 años que, tras una carrera profesional como maestra, decide retirarse y enfocarse en algo que siempre le ha apasionado y que practicaba en su tiempo libre: la jardinería. Al mismo tiempo, quiere contribuir a su comunidad, por lo que comienza a organizar talleres gratuitos en el vecindario, dirigidos a niños. En este contexto, su *ikigai* se desarrollaría de la siguiente manera:

1. **Pasión (lo que ama).** La jardinería, una actividad que la conecta con la naturaleza y le brinda tranquilidad.
2. **Misión (lo que el mundo necesita).** Enseñar a las nuevas generaciones a cuidar de la tierra y fomentar la sostenibilidad a través de prácticas ecológicas.

3. **Vocación (lo que sabe hacer).** Gracias a los años de experiencia cultivando plantas y gestionando su jardín, puede enseñar a otros cómo hacerlo con éxito, al tiempo que inspira a las nuevas generaciones a valorar y cuidar la naturaleza.

4. **Profesión (por lo que puede ser recompensada).** Aunque no recibe un pago por sus talleres, encuentra gratificación en el agradecimiento de las personas y en ver cómo niños y mayores disfrutan de las plantas y aplican lo aprendido.

En este caso, el *ikigai* reside en transformar una pasión personal en una misión significativa para la comunidad. Su contribución a la educación ambiental de los jóvenes que disfrutan de las actividades al aire libre le proporciona un profundo sentido de propósito.

Sin embargo, el concepto de *ikigai* no necesariamente tiene que aplicarse a un gran proyecto o actividad; puede encontrarse en acciones cotidianas que brinden satisfacción y propósito, aunque sea pequeño.

EJEMPLO DE *IKIGAI* COTIDIANO

Una mujer de 70 años suele asistir a clase de pilates. Más allá de los beneficios físicos, encuentra alegría y propósito al compartir tiempo con sus compañeras; a muchas de ellas ya las considera amigas. Su *ikigai* podría desarrollarse de la siguiente manera:

1. **Pasión (lo que ama).** Le encanta mantenerse activa y disfrutar de las clases de pilates, que le permiten sentirse fuerte y saludable.

2. **Misión (lo que el mundo necesita).** Aporta al ambiente de la clase un sentido de comunidad: apoya a otras mujeres para que cuiden de su salud y las motiva para que se mantengan activas.

3. **Vocación (lo que sabe hacer bien).** Conoce los ejercicios y anima a sus compañeras, compartiendo consejos sobre cómo mejorar las posturas y los estiramientos.

4. **Profesión (por lo que puede ser recompensada).** Aunque no le pagan por ello, su recompensa es la conexión emocional y las amistades que ha creado, así como el apoyo que recibe y brinda en clase.

Este tipo de *ikigai* cotidiano muestra que el propósito puede encontrarse en actividades que parecen simples, pero que aportan bienestar, sentido de pertenencia y conexión con los demás. En resumen, el *ikigai* no solo proporciona un propósito, sino que actúa como un ancla emocional que ayuda a las personas a enfrentarse al día a día con mayor lucidez y serenidad. Al tener una razón para levantarse cada mañana, se reducen los niveles de estrés y se fortalece la conexión con uno mismo y los demás. Sin embargo, encontrar y mantener este equilibrio emocional no siempre es fácil, y aquí es donde prácticas como la meditación pueden ser fundamentales.

Tanto el *ikigai* como la meditación comparten el objetivo de fomentar un bienestar emocional profundo y sostenible, lo que nos conduce al siguiente punto clave en el camino hacia la longevidad: el impacto de la meditación en la salud y el bienestar.

El impacto de la meditación en la longevidad

A lo largo de este capítulo hemos visto que el optimismo y la resiliencia emocional son fundamentales para mantener una vida longeva y saludable. Otra herramienta muy poderosa para desarrollar estas cualidades es la **meditación**. Numerosos estudios han demostrado que la práctica regular de la meditación y el **mindfulness** no solo reduce los niveles de estrés, sino que tiene efectos beneficiosos en la salud física, lo que impacta directamente en la longevidad.

La meditación, y en especial el *mindfulness*, han mostrado ser eficaces para reducir la presión arterial y el cortisol —la hormona del estrés—, además de mejorar la salud cardiovascular. Diversos estudios han revelado que las personas que meditan con regularidad experimentan una mejora en la variabilidad de la frecuencia cardiaca, lo que se asocia con una mayor resistencia al estrés y un corazón más saludable. Por otra parte, la meditación puede reducir la inflamación crónica, un factor relacionado con trastornos como el alzhéimer, las enfermedades cardiovasculares y el cáncer.[16]

Un estudio específico, publicado en el *Journal of the American Heart Association*, encontró que quienes meditan con regularidad tienen un riesgo bastante menor de desarrollar enfermedades cardiacas.[17] Este hallazgo subraya la profunda conexión entre la meditación y la longevidad tanto por su impacto emocional como por su capacidad para mejorar la salud física.

Técnicas simples de mindfulness y respiración para principiantes

Introducir la meditación y el *mindfulness* en la rutina diaria no es complicado. Aquí encontrarás dos técnicas sencillas que puedes empezar a practicar desde hoy:

1. **Respiración consciente (*mindful breathing*).** En mi caso, la meditación me cuesta mucho, pero he encontrado un sistema en la respiración profunda. Si no sabes meditar, el *mindful breathing* puede ayudarte. Busca un lugar tranquilo, cierra los ojos y concéntrate en la respiración. Siente cómo el aire entra por la nariz y te llena los pulmones, y luego observa cómo sale de nuevo. Si tu mente se distrae, vuelve a centrarte en la respiración y en imaginar cómo se llenan los pulmones. Practicar este ritual entre cinco y diez minutos al día puede reducir el estrés y aclarar la mente.

2. **Escaneo corporal (*body scan*).** Este ejercicio lo hice por primera vez a los 16 años, y fue mágico. Recuerdo que asistí con mi grupo de amigos a una sesión en la que un compañero nos guiaba recorriendo todo el cuerpo, y la sensación de paz y conexión conmigo misma fue reveladora. Para practicarlo, no necesitas que nadie te guíe: túmbate en el suelo en un lugar cómodo y enfócate en una bola de calor que va recorriendo cada parte de tu cuerpo, comenzando por los pies y subiendo por la cadera, el torso, los brazos y llega a la cabeza. A medida que pasas por cada zona, toma conciencia de cualquier tensión o dolor que puedas sentir e intenta liberarlos. Para reducir la tensión, imagina que la bola de calor que te recorre disuelve poco a poco cualquier rigidez o incomodidad que encuentres. Cuando detectes un área tensa, respira hondo y visualiza cómo la calidez se concentra en ese punto, derritiendo la tensión como si fuera hielo. Al exhalar, imagina que expulsas la tensión junto con el aire. Continúa subiendo la bola, moviéndote hacia la siguiente parte de tu cuerpo. Relaja y suaviza cada área hasta que lo hayas recorrido todo. Termina el ejercicio tomando una última inspiración y exhala de forma profunda, sintiendo cómo cada miembro se encuentra más ligero y relajado. Este ejercicio es maravilloso para **reducir la tensión muscular** y mejorar la **conciencia del cuerpo**, lo que favorece la calma y el equilibrio emocional.

Como hemos visto, prácticas como la meditación, el *mindfulness* y la resiliencia son clave para llevar una vida más larga y saludable. Incorporar estas herramientas en nuestro día a día nos permite manejar mejor el estrés, mantener la calma ante los desafíos y fortalecer tanto el bienestar emocional como físico.

En última instancia, el verdadero chip de la juventud está en la mente. Al cultivar una forma de pensar optimista, mantener conexiones significativas y encontrar un propósito que nos inspire, estamos construyendo una base sólida para envejecer con salud, serenidad y satisfacción. No solo se trata de añadir años a la vida, sino de añadir vida a los años, viviendo de una manera que nos permita disfrutar de cada etapa con plenitud y agradecimiento.

Recuerda

- **El poder del optimismo.** Mantener una actitud positiva puede extender no solo la duración de la vida, sino también mejorar su calidad. El optimismo refuerza el sistema inmunitario, reduce el estrés y promueve hábitos saludables, todo lo cual es clave para la longevidad.

- **Resiliencia frente a la adversidad.** A lo largo de la vida nos enfrentamos a retos inevitables, pero la capacidad para adaptarnos y encontrar nuevas formas de seguir adelante (resiliencia) es crucial para envejecer con gracia y mantener la salud emocional.

- **Las relaciones sociales son básicas.** Las conexiones con los amigos, los familiares y la comunidad actúan como una red de apoyo que reduce el estrés y mejora la salud mental. Fortalecer estas relaciones puede ayudarnos a vivir más y con mayor bienestar.

- **El *ikigai* como propósito vital.** Encontrar un propósito claro y significativo (nuestro *ikigai*) nos da un motivo para levantarnos cada mañana. Este sentido de misión fortalece la salud emocional, nos mantiene activos y conecta las pasiones con un propósito más amplio.

- **La meditación como herramienta.** Incorporar técnicas como la meditación y el *mindful breathing* puede ser clave para mantener el equilibrio emocional y reducir el estrés. Estas prácticas no solo calman la mente, sino que impactan directamente en la salud física, ayudándonos a vivir más tiempo y con mayor calidad.

En este capítulo te he dado muchas herramientas. No tienes que ponerlas todas en práctica. Escoge una e iníciate con progresión y sin prisa. Recuerda que cualquier pequeño cambio que hagas será un avance para tu bienestar y longevidad.

9

Reinas saludables: suplementos para la vitalidad y la longevidad

A lo largo de este libro hemos descubierto juntas que el bienestar y la longevidad no dependen de una sola acción o hábito, sino de un conjunto de decisiones conscientes que nos permiten enfrentarnos al envejecimiento de una manera más positiva, saludable y consciente, desde la importancia de la alimentación, el ejercicio y el descanso hasta el papel crucial de las relaciones y una mentalidad resiliente.

En este contexto, la suplementación entra en juego como un complemento para optimizar la nutrición y el estilo de vida que hemos cultivado con tanto cuidado. A medida que nos hacemos mayores, el cuerpo experimenta cambios hormonales y metabólicos que requieren una atención especial. Si bien una alimentación equilibrada —como la que propongo con la dieta Reina (capítulo 3)— cubre muchas de nuestras necesidades, algunos nutrientes y beneficios específicos pueden ser difíciles de alcanzar solo a través de los alimentos. Aquí es donde los suplementos pueden marcar la diferencia, favoreciendo la salud ósea, la energía, la elasticidad de la piel y el equilibrio hormonal.

Este capítulo es extenso y abarca muchos suplementos clave que pueden contribuir a la longevidad femenina. Te recomiendo que leas los apartados que más te interesen o que solventen tus necesidades . Por ejemplo, si tu objetivo es mejorar la salud de la piel, puedes enfocarte en el punto correspondiente para obtener información precisa y relevante.

Aunque la suplementación cubre vacíos puntuales, su papel es siempre complementario: una alimentación completa y equilibrada sigue siendo la base para una longevidad plena y saludable.

> **Nota:** Esta guía no es exhaustiva ni incluye todos los suplementos disponibles en el mercado. Cada persona es única, y la elección debe basarse en sus necesidades específicas, por lo que siempre es recomendable consultar a un profesional para personalizarla. La suplementación debería realizarse bajo la supervisión de un profesional de la salud. Un médico o nutricionista puede proporcionar la orientación necesaria sobre qué suplementos son los más adecuados, cómo establecer los ciclos de descanso y, si es necesario, ajustar las dosis. La supervisión profesional asegura que la suplementación sea segura y eficaz, teniendo en cuenta las necesidades individuales y los posibles riesgos.

Suplementos para el equilibrio hormonal

El equilibrio hormonal es clave para mantener la vitalidad física, emocional y mental con los años. A medida que envejecemos, las fluctuaciones hormonales pueden afectar en el estado de ánimo, la energía y el bienestar general. Los siguientes suplementos están diseñados para apoyar y regular el sistema endocrino, promoviendo niveles hormonales equilibrados.

Maca

Planta originaria de los Andes centrales que se ha utilizado de forma habitual para mejorar la vitalidad y mantener el sistema hormonal. Conservar un equilibrio adecuado es fundamental para el bienestar en todas las etapas de la vida, en especial durante la perimenopausia y la menopausia. La maca ayuda a regular el sistema endocrino y a reducir síntomas como el estrés, la fatiga y los cambios de humor.

- **Alimentos complementarios:** aunque ninguno replica sus efectos, seguir una alimentación rica en proteínas de calidad —como las carnes magras y los huevos, incluidos en la dieta Reina— puede mejorar el estado de ánimo, la depresión[1] y el deseo sexual.[2]
- **Dosis recomendada:** de 1.500 a 3.000 miligramos al día divididos en dos dosis.[3, 4]
- **Momento ideal:** por la mañana y al mediodía, para regular los niveles de energía diarios.
- **Interacción con otros medicamentos:** no se conocen; consulta a tu médico si sigues un tratamiento hormonal.

Ashwagandha

Hierba adaptógena utilizada en la medicina ayurvédica para reducir el estrés y la ansiedad, dado que equilibra el cortisol, la hormona del estrés.[5] Su uso regular apoya el equilibrio hormonal, especialmente en mujeres con síntomas de agotamiento y estrés asociados a la perimenopausia.

- **Alimentos complementarios:** no hay un sustituto directo, pero consumir alimentos ricos en magnesio —verduras de hoja verde, frutos secos y semillas— ayuda a relajarse.
- **Dosis recomendada:** de 125 a 600 miligramos. En algunos estudios, se utilizaron formulaciones tanto de raíz sola como de raíz y hojas combinadas durante un periodo de entre uno y tres meses.[6]
- **Momento ideal:** por la noche, para aprovechar sus efectos relajantes y promover el sueño.
- **Interacción con otros medicamentos:** puede interactuar con los sedantes y las medicinas para la ansiedad. Consulta a tu médico si los tomas.

Suplementos para evitar el envejecimiento celular

Son una herramienta para promover la vitalidad y la salud, ya que actúan en las células para optimizar la producción de energía, la regeneración y la protección contra el estrés oxidativo.

Coenzima Q10

Molécula natural presente en las mitocondrias, las centrales energéticas de las células. Es esencial para producir energía, y actúa como un potente antioxidante, pues protege las células del daño oxidativo. A medida que envejecemos, sus niveles en el cuerpo disminuyen, lo que afecta a la salud celular y la función cardiovascular.[7]

- **Alimentos complementarios:** pescados grasos, leche, carne y aceites vegetales.
- **Dosis recomendada:** de 100 a 300 miligramos al día; por ejemplo, 100 miligramos tres veces al día.[8]
- **Momento ideal:** con una comida rica en grasas, para optimizar su absorción.
- **Interacción con otros medicamentos:** puede interactuar con los anticoagulantes y las medicinas para la presión arterial. Si los tomas, consulta a tu médico.[9]

Nicotinamida adenina dinucleótido (NAD+)

Molécula esencial que participa en la producción de energía celular y la reparación del ADN. Los niveles de NAD+ disminuyen con la edad, lo cual se ha relacionado con el envejecimiento y la aparición de enfermedades crónicas. Estudios recientes han demostrado que la suplementación con estos precursores puede mejorar la salud celular y promover la longevidad.[10, 11]

- **Alimentos complementarios:** aunque no se encuentra en los alimentos, el cuerpo puede producirlo gracias a precursores como la vitamina B3 (niacina) y el triptófano. El pavo, el pollo, el pescado, los frutos secos y los huevos son ricos en estos nutrientes, lo que permite al cuerpo sintetizar la NAD+ de forma natural. Además, el resveratrol, presente en las uvas, activa enzimas que optimizan su uso en el organismo.

- **Dosis recomendada:** de 250 a 500 miligramos al día. La dosis puede variar según las necesidades individuales y las recomendaciones del médico, dado que la investigación sobre su efectividad y seguridad sigue en curso.
- **Momento ideal:** por la mañana, con una comida ligera.
- **Interacción con otros medicamentos:** consulta a tu médico si se estás tomando otros suplementos o medicamentos que afecten a la producción de energía celular.

Glutatión

Antioxidante que disminuye con los años. Juega un papel esencial en la protección contra el daño celular causado por los radicales libres, lo que contribuye al envejecimiento saludable, dado que fortalece el sistema inmunitario y apoya la defensa contra el desarrollo de tumores.[12] El cuerpo lo produce de forma natural y evita el estrés oxidativo, pues protege las células del daño y apoya la desintoxicación. Actúa como el antioxidante maestro, ayuda a regenerar otros antioxidantes, como las vitaminas C y E para que puedan continuar su acción contra el daño oxidativo.

- **Alimentos complementarios:** brócoli, espinacas y aguacates, incluidos en la dieta Reina. Contienen nutrientes que apoyan su producción.
- **Dosis recomendada:** entre 250 y 1.000 miligramos al día han demostrado aumentar de forma significativa los niveles de glutatión en el cuerpo, con mejoras observables desde el primer mes y hasta los seis meses. Estas dosis tienen un impacto considerable en las reservas de antioxidantes y en la respuesta inmunológica del organismo.[13]

- **Momento ideal:** en ayunas o treinta minutos antes de la comida.
- **Interacción con otros medicamentos:** no se conocen, pero consulta a tu médico si estás siguiendo un tratamiento inmunosupresor.

Resveratrol

Antioxidante que se encuentra principalmente en la piel de la uva y en el cacao. Ayuda a reducir la inflamación, protege el corazón y fomenta la salud celular. Se ha estudiado por su capacidad para activar las sirtuinas, proteínas que promueven la longevidad y la reparación celular.[14, 15]

- **Alimentos complementarios:** uvas, cacao o frutos, incluidos en la dieta Reina.
- **Dosis recomendada:** de 100 a 250 miligramos al día.
- **Momento ideal:** con la comida, para facilitar la absorción.
- **Interacción con otros medicamentos:** interacciona con los anticoagulantes. Si los tomas, consulta a tu médico.

Suplementos para descansar mejor

A medida que pasan los años, el descanso profundo y reparador se vuelve esencial para mantener la energía, la claridad mental y el bienestar general. Los siguientes suplementos están formulados para apoyar la calidad del sueño, regular el ritmo circadiano y promover la relajación, lo que nos proporciona el descanso que el cuerpo necesita para afrontar el día revitalizadas y equilibradas.

Melatonina

Además de regular el sueño, este antioxidante ayuda a reducir el estrés oxidativo al eliminar los radicales libres. También tiene efectos antiinflamatorios y apoya la eficiencia de las mitocondrias o fábricas energéticas.[16] Por lo tanto, además de favorecer el descanso, mejora la longevidad y modula el sistema inmune, y eso fortalece la respuesta inmunitaria, pues ayuda al cuerpo a recuperarse y regenerarse.

- **Alimentos complementarios:** ricos en triptófano, como pavo, pollo, pescado, huevos…, incluidos en la dieta Reina.
- **Dosis recomendada:**
  - **Para regular problemas de sueño:** entre 1 y 5 miligramos al día antes de ir a dormir.
  - **Con efecto antioxidante y antiinflamatorio:** entre 50 y 500 miligramos al día.[17] Estas dosis altas generan niveles farmacológicos en sangre y son fisiológicamente relevantes en las células, de modo que deben ser prescritas por un médico. Comienza con las dosis más bajas y ve aumentándolas según las necesidades individuales, siempre bajo supervisión médica.
- **Momento ideal:** antes de ir a dormir y si se opta por dosis altas (300-500 miligramos), es recomendable evaluar los niveles (por ejemplo, análisis de saliva) antes de la dosificación.[18]
- **Interacción con otros medicamentos:** puede interactuar con los sedantes y algunas medicinas. Consulta a tu médico si estás bajo tratamiento farmacológico.

Valeriana

Planta conocida por sus efectos relajantes que reduce la ansiedad[19] y mejora la calidad del sueño, lo que promueve un descanso reparador en el 80 por ciento de los pacientes que la utilizan.[20] Además de sus propiedades sedantes, actúa como antioxidante, lo que reduce el estrés oxidativo y la inflamación en el cuerpo.

- **Alimentos complementarios:** los ricos en magnesio pueden potenciar sus efectos, ya que este mineral favorece la relajación.
- **Dosis recomendada:** entre 75 y 3.000 miligramos al día.[21]
- **Momento ideal:** entre treinta minutos y una hora antes de ir a dormir.
- **Interacción con otros medicamentos:** puede interactuar con los sedantes y algunas medicinas para el insomnio. Consulta a tu médico antes de usarla.

Pasiflora

Esta planta es conocida por sus propiedades relajantes. Reduce la ansiedad y promueve un sueño más profundo al aumentar los niveles de GABA en el cerebro, lo que calma el sistema nervioso.

- **Alimentos complementarios:** ricos en magnesio, porque ayudan a relajar el sistema nervioso.
- **Dosis recomendada:** de 300 a 600 miligramos de extracto seco al día.
- **Momento ideal:** media hora antes de acostarte o durante el día, para reducir el estrés acumulado.

- **Interacción con otros medicamentos:** puede potenciar el efecto de los sedantes y los ansiolíticos.

Isoflavonas

Estos compuestos vegetales se encuentran en alimentos como la soja y el trébol rojo. Son muy útiles para las mujeres durante la menopausia, ya que actúan como fitoestrógenos. Alivian los sofocos y otros síntomas que afectan a la calidad del sueño.

- **Alimentos complementarios:** fuentes directas de isoflavonas, como la soja, el tofu o el tempeh.
- **Dosis recomendada:** de 40 a 80 miligramos al día.
- **Momento ideal:** se puede tomar a lo largo del día, pero muchas mujeres prefieren tomarlas por la noche para evitar los sofocos nocturnos.
- **Interacción con otros medicamentos:** las isoflavonas pueden interactuar con los tratamientos hormonales o los fármacos para tratar el cáncer de mama. Consulta a tu médico si los tomas o sufres de alguna condición relacionada.

Magnesio

Es un mineral esencial para la relajación muscular y la función del sistema nervioso. Un nivel adecuado puede reducir la ansiedad y favorecer un sueño profundo. Hay muchos tipos, pero el glicinato es quizá el mejor para lograrlo. Está ligado a la glicina, un aminoácido con efectos calmantes en el sistema nervioso. No solo ayuda a relajar los músculos y reducir el estrés, sino que mejora la calidad del sueño, ya que la glicina promueve el sueño profundo. Por otra parte, el glicinato de magnesio tiene una buena biodisponibilidad, lo que significa que el cuerpo lo absorbe fácilmente, y tiene menos probabilidades de causar efectos laxantes en comparación con otros tipos.

- **Alimentos complementarios:** ricos en magnesio, como los frutos secos, las legumbres, las verduras de hoja verde, etc.
- **Dosis recomendada:** de 300 a 420 miligramos al día.
- **Momento ideal:** por la noche, ya que su efecto relajante ayuda a conciliar el sueño.
- **Interacción con otros medicamentos:** puede interferir con algunos antibióticos y fármacos para la presión arterial. Si los tomas, consulta con un profesional de la salud antes de usarlo. Consultar a tu médico si estás en tratamiento con este tipo de fármacos.

Suplementos para cuidar los huesos

Mantener la salud musculoesquelética es fundamental para preservar la movilidad y la fuerza, y ser más independiente al envejecer. Los siguientes suplementos apoyan la masa muscular, la densidad ósea y las articulaciones, además de que proporcionan el soporte necesario para un envejecimiento activo y saludable.

Magnesio

Fundamental para la función muscular y nerviosa, favorece la absorción del calcio, lo que mejora la salud ósea.[22] También es conocido por sus propiedades relajantes y su apoyo al sueño, algo esencial para la recuperación muscular. Asimismo, juega un papel crucial en la prevención de los calambres y el manejo del estrés y el estado de ánimo. Su déficit puede estar relacionado con la ansiedad, la depresión y la fatiga generalizada, lo que afecta al bienestar emocional. Para los huesos, los mejores tipos son el glicinato, citrato o malato, debido a su alta biodisponibilidad y capacidad de complementar el calcio y la vitamina D.

- **Alimentos complementarios:** espinacas, almendras y legumbres, que forman parte de la dieta Reina.
- **Dosis recomendada:** entre 300 y 420 miligramos al día.
- **Tipos:** el glicinato es recomendable para mejorar el sueño y la relajación muscular, mientras que el citrato es muy eficaz para la función muscular y nerviosa en general.
- **Momento ideal:** tómalo a mediodía o, si además quieres mejorar el sueño, por la noche. Evítalo en ayunas; puede causar malestar.
- **Interacción con otros medicamentos:** cuidado con ciertos antibióticos y algunas de las medicinas que se toman para regular la presión arterial. Si los tomas, consulta a tu médico.

Calcio

Es fundamental para la densidad ósea, en especial para las mujeres que ya están en las etapas de menopausia o posmenopausia, cuando aumenta el riesgo de osteoporosis.[23] Este mineral ayuda a mantener los huesos fuertes y saludables. Suelo recomendarlo combinado con las vitaminas D y K2, ya que no solo mejoran su absorción y utilización, sino que garantizan que el calcio se deposite en los huesos, no en las arterias, lo que reduce el riesgo de calcificación arterial y promueve la salud cardiovascular.

- **Alimentos complementarios:** lácteos (yogur, queso…), vegetales de hoja verde y frutos secos.
- **Dosis recomendada:** de 1.000 a 1.200 miligramos al día, mejor combinado con las vitaminas D y K2 para favorecer la absorción y el transporte del calcio.
- **Momento ideal:** con la comida, dividiendo las dosis si superan los 500 miligramos.
- **Interacción con otros medicamentos:** puede interferir con los antibióticos y las medicinas para la tiroides. Si los tomas, consulta a tu médico.

Vitamina D

Especialmente en su forma D3 (colecalciferol), es esencial para la absorción del calcio y la salud ósea, así como para la función muscular y el sistema inmunitario.[24] La producción de esta vitamina disminuye con la edad y la falta de exposición al sol, por lo que la suplementación puede ser necesaria. La dosis adecuada de vitamina D3 debe basarse en los niveles séricos individuales, que podemos conocer mediante un análisis de sangre realizado por un profesional de la salud.

- **Alimentos complementarios:** pescados grasos, huevos y productos lácteos fortificados.
- **Dosis recomendada:** entre 1.000 y 2.000 unidades internacionales (UI) al día, según los niveles séricos de vitamina D y las horas de exposición al sol. En casos de insuficiencia confirmada, se suelen recomendar dosis más altas, que pueden variar de 2.000 a 5.000 UI al día, al menos durante un periodo inicial. Debe supervisarlo un profesional de la salud para evitar la toxicidad.[25]

- **Momento ideal:** con una comida rica en grasas saludables, para mejorar la absorción.
- **Interacción con otros medicamentos:** consulta a tu médico si tomas corticosteroides o fármacos para la epilepsia, ya que pueden reducir su eficacia. La suplementación con vitamina D siempre debe ir pautada y supervisada por un profesional.

Vitamina K2

Ayuda a que el calcio se dirija a los huesos y evita su acumulación en las arterias y los tejidos blandos. Junto con la vitamina D y el calcio, apoya la salud ósea y cardiovascular, mejora la densidad ósea y previene los problemas relacionados con la calcificación.[26]

- **Alimentos complementarios:** huevos, carnes y productos fermentados.
- **Dosis recomendada:** de 90 a 120 miligramos al día.
- **Momento ideal:** con una comida que contenga grasas, ya que es liposoluble y se absorbe mejor al tomarla con alimentos grasos.
- **Interacción con otros medicamentos:** puede interferir con los anticoagulantes. Si los tomas, consulta a tu médico.

Suplementos para ganar masa muscular y mejorar el sistema inmunitario

Mantener la masa muscular es esencial para preservar la fuerza, la movilidad y la independencia a medida que envejecemos. La pérdida de masa muscular no solo afecta nuestra capacidad física, sino también nuestro metabolismo y bienestar general. Los siguientes suplementos están formulados para **apoyar la reparación, el crecimiento y la conservación muscular**, además de fortalecer el sistema inmunitario y mejorar la energía diaria. Al integrarlos con una alimentación variada y actividad física regular, contribuyen a un envejecimiento más fuerte, activo y saludable.

Proteína en polvo

Es esencial para la reparación y el crecimiento de los músculos. Su consumo ayuda a prevenir la pérdida de masa muscular, conocida como sarcopenia, que se produce con el envejecimiento.[27] La proteína en polvo es una opción conveniente para las que tenemos dificultades para cumplir con las raciones proteicas que propongo en el plato Reina y el plato Reina básico.

- **Alimentos complementarios:** carnes magras, pescados, huevos, lácteos y legumbres, fuentes excelentes de proteína, incluidas en la dieta Reina.
- **Dosis recomendada:** 20-30 gramos por porción, según las necesidades individuales y el nivel de actividad física.
- **Momento ideal:** después del ejercicio, para favorecer la recuperación muscular, o como parte de una comida, si no llegas a tus requerimientos.
- **Interacción con otros medicamentos:** no se conocen, pero consulta a tu médico si tienes una condición renal o hepática.
- **¿Cómo escojo una buena proteína en polvo?** Opta por proteínas de suero o *whey*, ya que tienen un aminograma completo y son fácilmente absorbibles, lo que las hace ideales para crear masa muscular. Al comprarlas, asegúrate de

que contengan al menos un 70-80 por ciento de proteína aislada o concentrada *whey*, y que no contengan azúcares añadidos. Si prefieres una opción vegana, te recomiendo la proteína de guisante, rica en aminoácidos esenciales, en especial en arginina, que favorece la recuperación muscular.

Creatina

Compuesto natural que ayuda a producir energía en las células musculares y mejora la fuerza y la masa muscular. Puede ser muy beneficiosa para las mujeres maduras, ya que ayuda a preservar los músculos y la función física,[28] pero también beneficia a la función cognitiva, la concentración y la reducción de la niebla mental.[29]

- **Alimentos complementarios:** carnes rojas y pescado, en pequeñas cantidades.
- **Dosis recomendada:** 3-5 gramos al día.
- **Momento ideal:** en cualquier momento, aunque algunos estudios sugieren que maximiza sus beneficios después del ejercicio.
- **Interacción con otros medicamentos:** consulta a tu médico si padeces problemas renales.

Suplementos para cuidar las articulaciones

Las articulaciones son fundamentales para mantener la movilidad y calidad de vida a medida que envejecemos. Con el tiempo, el desgaste y la pérdida de nutrientes esenciales pueden afectar a la flexibilidad y la salud de las articulaciones, causando dolor y limitando el movimiento. Estos suplementos pueden reducir la inflamación, mejorar la lubricación articular y fortalecer los tejidos que las rodean, lo que nos permite mantener la independencia y realizar las actividades diarias con facilidad. En este apartado veremos algunos de los suplementos más efectivos para apoyar la salud articular y prevenir su deterioro en la mujer madura.

Glucosamina

Componente natural de los cartílagos que se utiliza para mejorar la rigidez, el dolor y la inflamación de las articulaciones. Se ha demostrado que previene la pérdida adicional de cartílago y reduce los síntomas de la osteoartritis, lo que contribuye a mantener la integridad articular.[30]

- **Alimentos complementarios:** carnes con cartílago, marisco, caldo de huesos…
- **Dosis recomendada:** 1.500 miligramos al día, en dos o tres dosis.[31, 32]
- **Momento ideal:** con las comidas, para mejorar la absorción.
- **Interacción con otros medicamentos:** cuidado si estás tomando anticoagulantes o eres diabética.

Condroitín sulfato

Componente natural del cartílago que se utiliza para mejorar la rigidez, el dolor y la inflamación en las articulaciones. Se ha demostrado que, combinado o no con glucosamina, ayuda a reducir el dolor de rodilla de moderado a severo.[33]

- **Alimentos complementarios:** ricos en cartílago, como la carne de vacuno, el pollo, el caldo de huesos y el marisco, contemplados en la dieta Reina.
- **Dosis recomendada:** 1.200 miligramos al día, en dos o tres dosis. Los estudios sugieren que puede ser eficaz si se toma con glucosamina, ya que mejora los efectos de ambos.[34]
- **Momento ideal:** con las comidas, para mejorar la absorción.
- **Interacción con otros medicamentos:** si estás tomando anticoagulantes, puede aumentar el riesgo de sangrado.

Cúrcuma (curcumina)

Su ingrediente activo, la curcumina, es conocido por sus potentes propiedades antiinflamatorias. Se ha demostrado que ayuda a reducir la inflamación en las articulaciones y a aliviar el dolor, muy útil en casos de artritis.[35] Además, es beneficiosa para el tratamiento de la artritis reumatoide, ya que mejora tanto los niveles de inflamación como los síntomas clínicos.

- **Alimentos complementarios:** la pimienta negra contiene piperina, un compuesto que mejora significativamente la absorción de curcumina. Es ideal combinar ambos en una misma preparación. La curcumina es liposoluble (se absorbe mejor en presencia de grasas), por lo que consumirla junto con aceite de oliva, aceite de coco, aguacates o frutos secos ayuda a maximizar su eficacia.
- **Dosis recomendada:** de 200 a 1.500 miligramos al día durante un periodo de ocho a doce semanas.[36] Combína-

la con pimienta negra (piperina) para mejorar la absorción.[37]

- **Momento ideal:** con las comidas, para mejorar la absorción.
- **Interacción con otros medicamentos:** ve con cuidado si tomas anticoagulantes o antiinflamatorios.

Suplementos para la salud de la piel

A medida que envejecemos, disminuye la producción de colágeno y elastina, lo que puede provocar que tengamos una piel más fina, menos elástica y con menor capacidad de retención de agua. Por su parte, el fotoenvejecimiento, causado principalmente por la exposición a los rayos UV, es una de las principales causas del envejecimiento prematuro de la piel. Por ello, es esencial protegerla de los daños solares, incluso durante el invierno. Recomiendo usar cada día crema con un factor de protección solar de 30-50 para prevenir el envejecimiento prematuro y mantener la salud.

El protector solar es clave para evitar las manchas solares y la deshidratación de la piel, así como para reducir el riesgo de cáncer cutáneo a largo plazo. Además de la crema solar, seguir una alimentación basada en la dieta Reina y complementarla con los suplementos adecuados son medidas eficaces para cuidar la piel de forma integral.

Colágeno hidrolizado

Proteína estructural básica para las articulaciones, los ligamentos y los tendones. A medida que envejecemos, la producción de colágeno disminuye, lo que puede afectar a la elasticidad y la resistencia de los tejidos. La suplementación con colágeno las mejora en mujeres de entre 35 y 55 años.[38]

- **Alimentos complementarios:** carnes magras, pescados y alimentos ricos en vitamina C (como cítricos), presentes en la dieta Reina.
- **Dosis recomendada:** 5-10 gramos al día combinado con vitamina C, pues mejora la absorción.[39]
- **Momento ideal:** por la mañana o antes de ir a dormir.
- **Interacción con otros medicamentos:** no se conocen. Consulta a tu médico en caso de duda.

Ácido hialurónico

Molécula que retiene agua y ayuda a mantener la piel hidratada y con un aspecto relleno. Con la edad, disminuyen sus niveles en la piel, de manera que la suplementación puede mejorar su elasticidad, suavidad e hidratación.[40, 41]

- **Alimentos complementarios:** carnes magras y vegetales de hoja verde.
- **Dosis recomendada:** 100-200 miligramos al día, con efectos observados a las dos semanas y mejoras hasta las doce.[42]
- **Momento ideal:** con la comida, para optimizar su absorción.
- **Interacción con otros medicamentos:** no presenta.

Vitamina E

Antioxidante liposoluble que ayuda a proteger la piel de los daños causados por los radicales libres y los rayos UV. Es fundamental para mantener la piel hidratada y suave.

- **Alimentos complementarios:** frutos secos y aceites vegetales, como el de oliva.
- **Dosis recomendada:** 15 miligramos al día.
- **Momento ideal:** con alimentos ricos en grasas saludables, para mejorar la absorción.
- **Interacción con otros medicamentos:** puede potenciar el efecto de los anticoagulantes; si los tomas, consulta a tu médico.

Omega 3

Los ácidos grasos **omega-3**, especialmente el **EPA** (ácido eicosapentaenoico) y el **DHA** (ácido docosahexaenoico), son componentes esenciales que el cuerpo no puede producir en grandes cantidades por sí mismo. El EPA es conocido por su potente acción **antiinflamatoria**, mientras que el DHA es clave para mantener la estructura y función de las membranas celulares, especialmente en la piel, el cerebro y los ojos.

Estos ácidos grasos ayudan a mantener la barrera lipídica de la piel, mejoran su hidratación y reducen la inflamación. Son esenciales para mantener una piel flexible y protegida frente al daño ambiental.

- **Alimentos complementarios:** pescados azules como la caballa o las sardinas, y semillas de chía y lino.

- **Dosis recomendada:** de 250 a 500 miligramos de EPA y DHA combinados al día.
- **Momento ideal:** con una comida que contenga grasas saludables.
- **Interacción con otros medicamentos:** ten cuidado con los anticoagulantes.

Suplementos para la salud cardiovascular

A medida que envejecemos, los cambios hormonales y metabólicos pueden aumentar el riesgo de desarrollar enfermedades cardiovasculares, una de las principales causas de morbimortalidad en la mujer madura. La disminución de los niveles de estrógeno, la reducción de la elasticidad de los vasos sanguíneos y la acumulación de grasa abdominal pueden afectar a la circulación y la función del corazón. Además, factores como el estrés, una dieta desequilibrada y la falta de ejercicio contribuyen al riesgo cardiovascular. Por ello es fundamental adoptar hábitos saludables que favorezcan la salud del corazón, incluyendo una dieta equilibrada, el ejercicio regular y la gestión del estrés. En este sentido, recomiendo incorporar suplementos que la apoyen, como los ácidos grasos omega 3, el magnesio y el coenzima Q10, que pueden reducir la inflamación, mejorar la circulación y fortalecer el sistema cardiovascular.

Omega 3

Estos ácidos grasos son esenciales para la salud cardiovascular y tienen un potente efecto antiinflamatorio. A medida que envejecemos, disminuye la capacidad del cuerpo para producirlos, lo que puede afectar a la función del corazón y aumentar el riesgo de enfermedades inflamatorias. Los omega 3 ayudan a reducir la inflamación, mejoran la circulación y favorecen un corazón saludable, lo que es especialmente importante en mujeres mayores de 40 años.

- **Alimentos complementarios:** pescados grasos, como salmón y sardinas, semillas de chía y nueces, parte fundamental de la dieta Reina.
- **Dosis recomendada:** de 250 a 500 miligramos de EPA y DHA combinados para promover la salud cardiovascular y reducir la inflamación.
- **Momento ideal:** con la comida.
- **Interacción con otros medicamentos:** pueden interactuar con los anticoagulantes y los antitrombóticos. Consulta a tu médico si estás tomando este tipo de medicación.

Coenzima Q10

Antioxidante natural que juega un papel clave en la producción de energía celular. A medida que envejecemos, su cantidad en el cuerpo disminuye, lo que puede afectar a la función energética, la salud cardiovascular[43] y la piel. Su suplementación mejora la circulación sanguínea, la función del corazón y la protección celular contra el daño oxidativo, de manera que es muy útil para las mujeres a partir de los 40 años.

- **Alimentos complementarios:** pescados, como la sardina y el atún, y vegetales de hoja verde, como las espinacas, incluidos en la dieta Reina.

- **Dosis recomendada:** de 100 a 300 miligramos al día; por ejemplo, 100 miligramos tres veces al día.[44]
- **Momento ideal:** con una comida rica en grasas, para optimizar su absorción.
- **Interacción con otros medicamentos:** consulta a tu médico si estás tomando anticoagulantes o medicinas para la presión arterial.[45]

Magnesio

Mineral esencial para el sistema cardiovascular, ya que juega un papel clave en la regulación de la función del corazón y los vasos sanguíneos. Ayuda a mantener un ritmo cardiaco regular, controla la presión arterial y apoya la salud de las arterias. A medida que envejecemos, los niveles de magnesio disminuyen, lo que puede aumentar el riesgo de hipertensión, arritmias y otros problemas cardiovasculares. La suplementación con magnesio taurato es particularmente beneficiosa para las mujeres maduras, ya que ayuda a reducir la presión arterial y mejora la circulación sanguínea, lo que contribuye a tener un sistema cardiovascular más saludable.

- **Alimentos complementarios:** espinacas, almendras y legumbres, que forman parte de la dieta Reina.
- **Dosis recomendada:** entre 300 y 420 miligramos al día.
- **Momento ideal:** por la noche, para ayudar a la relajación y mejorar el sueño.
- **Interacción con otros medicamentos:** consulta a tu médico si tomas antibióticos y fármacos para la presión arterial.

10

¿Cuántos años tengo? La edad cronológica, la biológica y la percibida

Hoy en día, la percepción de la edad ha cambiado drásticamente. Las mujeres de 40, 50 y más años estamos reescribiendo lo que significa envejecer, buscando maneras de mantenernos activas y llenas de vitalidad. Conocer la edad biológica y la edad percibida se ha convertido en algo más que simple curiosidad: es una herramienta práctica para evaluar cómo nos cuidamos, vivimos e influimos en el proceso de envejecimiento. Estas mediciones nos ofrecen una ventana hacia la salud actual, más allá de lo que dice la edad cronológica, y nos brindan una guía para ajustar los hábitos y mejorar la calidad de vida.

Cuando hablamos de la edad, por lo general nos referimos a la cronológica: el número de años transcurridos desde que nacimos. Es la forma más fácil de medir el tiempo, pero no siempre refleja cómo nos sentimos ni el estado del organismo.

Aquí es donde entran en juego otros conceptos: la edad biológica y la edad percibida. La biológica representa el estado de salud y el funcionamiento del cuerpo, y se ve influenciada por factores como la genética, la alimentación, el ejercicio, el sueño y el estrés. Así, podemos tener una edad biológica mayor o menor que la cronológica, dependiendo del estado en el que se encuentren los sistemas y órganos. Por otro lado, la edad percibida es más subjetiva: es cómo sentimos y vemos la edad que tenemos y la forma en que la proyectamos hacia el exterior. En muchos casos, esta edad percibida viene determinada por la autoestima, la mentalidad y la energía que sentimos en la vida cotidiana.[1, 2] Cada una de estas edades tiene una interpretación distinta y aporta un tipo de conocimiento útil sobre nosotras mismas. La edad cronológica nos proporciona el contexto de cuántos años hemos vivido; la biológica nos ofrece una visión de la salud actual, de las fortalezas y posibles áreas de mejora; y la percibida, en cambio, puede ayudarnos a reflexionar sobre cómo la actitud y la autoestima afectan a cómo nos sentimos y nos proyectamos hacia los demás en la vida cotidiana.

He decidido hablar sobre las distintas edades en el penúltimo capítulo, justo antes del plan de acción y después de la suplementación, porque ahora cuentas con una comprensión más profunda y realista de los factores que impactan en la longevidad y el bienestar. Con el conocimiento y las herramientas que has adquirido hasta el momento, verás de manera honesta y compasiva cómo se refleja tu edad en cada una de estas dimensiones. Ha llegado la hora de emprender los próximos pasos con una visión clara y expectativas realistas sobre el impacto que tus hábitos, estilo de vida y actitudes pueden tener en tu salud y bienestar a lo largo del tiempo.

La edad percibida: cómo nos sentimos y nos vemos en cada etapa

La edad percibida es algo curioso, una especie de espejo mental en el que se reflejan tanto la vitalidad física como el estado emocional, y, al final del día, no siempre coincide con el número de años que han pasado desde que nacimos. A veces, la imagen cansada o rejuvenecida que nos devuelve el espejo tiene más que ver con cómo nos sentimos que con nuestra edad. Esta visión más subjetiva y personal puede ser muy reveladora: nos muestra no solo la percepción de nosotras mismas, sino también cómo vivimos y nos enfrentamos a cada etapa.

Por supuesto, la vida tiene altibajos, y hay momentos en los que sentimos que los años nos pesan más, quizá durante la menopausia, cuando el cuerpo y las hormonas nos envían señales confusas, o en etapas de mucho estrés, cuando las responsabilidades se acumulan y todo parece suceder al mismo tiempo. Estos momentos de cambio pueden aumentar la edad percibida, haciendo que nos sintamos más mayores de lo que somos. En otras épocas, por el contrario, es posible que nos sintamos llenas de energía, con una vitalidad que supera los años. Esas etapas suelen coincidir con fases en las que mejoramos el estilo de vida o de renovación personal, como cuando emprendemos un proyecto nuevo, viajamos o hacemos algo que nos llena de entusiasmo.

Para saber cuál es nuestra edad percibida, podemos hacer un sencillo ejercicio de reflexión. Busca un momento tranquilo y pregúntate: «¿Cómo me siento hoy, en comparación con mi edad cronológica? ¿Siento que tengo más energía o que me pesan los años?». Intenta recordar alguna etapa reciente de tu vida en la que hayas experimentado una gran alegría, un cambio positivo o una motivación renovada. ¿Te sentías más joven? A veces ayuda mirarnos al espejo y observarnos con sinceridad, sin juzgar, preguntándonos: «¿Qué edad me parece que tengo?».

CASO CLÍNICO
Rebeca, una jubilada que se siente de 35 años

Rebeca es el ejemplo perfecto de cómo la edad percibida no siempre refleja la cronológica. La considero una de mis pacientes estrella porque, después de tenerla en consulta, hemos continuado en contacto y sigo sabiendo de ella tanto por e-mail como por WhatsApp e Instagram. La admiro, ha hecho un trabajo increíble.

Llegó a mi consulta poco después de jubilarse arrastrando una falta de energía profunda, un cansancio constante, un aumento de grasa abdominal, una baja libido y una mirada que reflejaba resignación. Sus palabras me mostraban lo mismo: se sentía en declive, atrapada en una versión de sí misma que no reconocía ni disfrutaba.

Al hablar con ella, supe que el primer paso era ayudarla a recuperar la conexión con su cuerpo y enseñarla a comer de forma consciente y sin temor. Le propuse una rutina simple pero eficaz centrada en la alimentación equilibrada del plato Reina y el plato Reina básico. Empezó a desayunar con ingredientes que cubrían sus necesidades nutricionales, sin dietas estrictas ni privaciones, y la acompañé en el proceso de incorporar algo de actividad física adaptada a su nivel para que su cuerpo se sintiera más activo y ágil. Cinco meses después, Rebeca me escribía un mensaje emocionada, agradeciéndome la vida que había recuperado: me daba las gracias, me contaba lo bien que se encontraba y me decía que su marido estaba feliz por el cambio que veía en ella. Rebeca me confesó que, a sus 65 años, se sentía más joven y vital que a los 35.

Su proceso me recordó que el bienestar no tiene tanto que ver con los años cronológicos, sino con cómo los vivimos. Al escuchar lo que su cuerpo necesitaba y aprender a nutrirse sin restricciones, redescubrió su energía, volvió a sentirse llena de vida y recuperó una juventud interna que creía perdida.

La edad biológica versus la edad cronológica y la percibida

Si bien la edad percibida está relacionada con el estado de ánimo y la energía, la biológica refleja el estado actual del cuerpo, determinado por la genética y, sobre todo, por el estilo de vida. A diferencia de la edad cronológica —que solo cuenta los años desde el nacimiento—, la biológica se basa en los cambios acumulados en los tejidos, las células y los órganos.

Así, una persona puede tener 50 años cronológicos y una edad biológica que indique más o menos salud y vitalidad según los hábitos alimentarios, el nivel de actividad física, la exposición al estrés y otros factores.

A diferencia de la edad percibida —que depende de cómo nos sentimos a nivel emocional y mental—, la biológica se basa en evaluaciones objetivas del estado de salud. Sin embargo, suelen estar relacionadas. Sentirse joven y enérgica puede reflejar un buen estado biológico. De hecho, diferentes estudios relacionan una menor edad percibida con mejores indicadores de salud biológica: las personas que se perciben como más jóvenes que su edad cronológica suelen tener niveles más bajos de PCR, un marcador de inflamación asociado al envejecimiento biológico. Esto sugiere una conexión entre la edad percibida y un mejor estado de salud. Las investigaciones indican que una edad percibida como más joven se asocia con una edad biológica más baja, al menos en términos de inflamación, lo cual podría reflejar un envejecimiento más saludable.[3]

¿Cómo puedo medir mi edad biológica?

Existen diversas pruebas científicas que nos ofrecen una evaluación de la edad biológica. Algunas requieren tecnología avanzada o análisis en laboratorio, pero todas ofrecen una visión profunda de cómo está envejeciendo el cuerpo. Estas son algunas de las principales:

- **Longitud de telómeros.** ¿Recuerdas los telómeros? Sí, esos capuchones que recubrían y protegían los extremos de los cromosomas para preservar el ADN (capítulo 1). Con el tiempo y la división celular, estos se acortan, lo que se relaciona con el envejecimiento. Cuanto más cortos, más viejas son las células y, por lo tanto, más envejece el organismo.

  Existen pruebas de laboratorio que miden la longitud de los telómeros mediante una muestra de sangre, lo que indica cuántas divisiones celulares quedan antes de que las células pierdan su funcionalidad. Puede parecer ciencia avanzada, pero nos ayuda a comprender cómo los hábitos y el estilo de vida influyen en el envejecimiento de las células.[4] En cierto modo, los telómeros son como pequeños guardianes de la juventud, pues nos protegen de los efectos del paso del tiempo. Aunque no es una prueba muy habitual, ha ganado popularidad en algunas clínicas especializadas en longevidad y antienvejecimiento, donde se ofrece como opción para quienes desean conocer más sobre su salud celular y biológica.

- **Pruebas de epigenética.** Como comenté en el primer capítulo, la epigenética se puede entender como el subrayado en fluorescente que hacemos al leer un libro: no cambia el contenido del texto —el ADN—, pero destaca o silencia ciertas instrucciones, actuando como marcadores que determinan qué genes se expresan y cuáles no. Factores externos como la alimentación, el ejercicio o el estrés funcionan como estos subrayadores que regulan el acceso y la expresión de la información genética. Así, aunque la secuencia del ADN permanece intacta, los cambios epigenéticos pueden alterar cómo se comportan y envejecen las células.

La epigenética ha avanzado tanto que ahora existen pruebas que permiten medir la velocidad a la que estamos envejeciendo. Mide cómo los factores externos han modificado la expresión de nuestros genes a lo largo del tiempo, y cómo esto influye en nuestra salud y en el proceso de envejecimiento a nivel celular. Estas pruebas se realizan mediante análisis del ADN específicos que detectan las «marcas epigenéticas» relacionadas con el envejecimiento,[5] brindando así una estimación de la edad biológica basada en la acumulación de estos cambios.

Las pruebas de edad epigenética se realizan en laboratorios especializados y clínicas de longevidad o antienvejecimiento. Aunque no son rutinarias y suelen ser caras, han ganado popularidad en los últimos años, especialmente en el ámbito del bienestar y la salud preventiva. Requieren una muestra de ADN, por lo general tomada en saliva o sangre, que se envía al laboratorio para analizar los patrones de marcas epigenéticas.

Si te interesa realizarte una de estas pruebas, consulta en clínicas de longevidad o centros de medicina personalizada que ofrezcan servicios de epigenética. También existen empresas privadas que ofrecen kits para hacer esta prueba en casa y enviar la muestra al laboratorio, aunque te recomiendo que te informes de la fiabilidad y precisión de estos servicios antes de elegir uno.

- **Análisis de sangre: marcadores metabólicos e inflamatorios.** La sangre es un reflejo directo de la salud interna y los procesos de envejecimiento en el cuerpo. Existen varios marcadores en sangre que nos pueden dar una idea de la edad biológica, como los niveles de glucosa en ayunas, la insulina y los marcadores de inflamación, como la PCR, la IL-6 o el TNF-α.[6] Niveles elevados de glucosa e insulina o una alta presencia de marcadores inflamatorios suelen indicar un metabolismo envejecido o inflamado, lo que puede elevar la edad biológica. Estas pruebas son fáciles de realizar en los laboratorios médicos.
- **Evaluación de la composición corporal: escaneo DEXA.** Esta es una herramienta avanzada que mide la composición corporal de forma precisa, incluyendo la cantidad de masa muscular, la masa grasa y la densidad ósea. La composición corporal es un indicador clave de la edad biológica, ya que una alta proporción de masa magra, una baja cantidad de grasa visceral y una buena densidad ósea están relacionadas con un envejecimiento saludable.[7] El DEXA requiere acudir a un centro especializado, pero puede ser muy revelador sobre el estado de salud de los tejidos.

Con estos análisis, la edad biológica deja de ser un concepto abstracto y se convierte en un reflejo medible de la salud interna. Cada prueba aporta información valiosa que nos ayuda a comprender mejor cómo las elecciones diarias afectan al proceso de envejecimiento.

Sin embargo, entiendo que algunas de estas pruebas pueden ser caras y de difícil acceso. Por eso en el siguiente apartado te ofrezco unos test sencillos que puedes realizar en casa para hacerte una idea aproximada de tu edad biológica. Aunque más simples, te darán una buena base para reflexionar sobre el estado de tu salud, y pueden ser una excelente motivación para continuar cuidándote cada día.

La edad biológica medida en casa

Conocer la edad biológica es como obtener una radiografía del estado de salud real. A diferencia de la cronológica, que simplemente cuenta los años que han pasado desde el nacimiento, la biológica refleja cómo funciona el cuerpo en este momento, teniendo en cuenta factores como la fuerza, la resistencia, la flexibilidad y la capacidad cardiovascular. Es un indicador más cercano a la realidad del bienestar y una herramienta poderosa para ajustar tus hábitos hacia una vida más saludable y longeva.

Las pruebas que te propongo a continuación no requieren equipo médico sofisticado ni visitas a laboratorios especializados. Son evaluaciones prácticas que puedes hacer en tu hogar para obtener una estimación de tu edad biológica.

Al interpretar tus resultados, podrás identificar las áreas de la salud que reflejan una edad más joven y las que podrían beneficiarse de ciertos cambios. Recuerda que estos ejercicios no solo te ayudarán a estimar tu edad biológica, sino que te motivarán a cuidar de tu cuerpo y establecer metas realistas para mejorar en cada aspecto.

Consejos para realizar las pruebas en casa

Para sacar el máximo provecho de estas pruebas, te sugiero que las realices en un ambiente tranquilo y sin distracciones. La idea no es que te sientas presionada ni que veas los resultados como un juicio, sino que te ayuden a conocer tu estado actual y a identificar áreas en las que puedes mejorar.

Encuentra un momento del día en el que te sientas relajada y con energía, mejor por la mañana o cuando no estés muy cansada. Usa ropa cómoda y asegúrate de que el espacio esté despejado y seguro, en especial para las pruebas de equilibrio o resistencia. Si quieres, puedes hacerlas con alguien de confianza que te ayude a registrar los resultados y te brinde ánimos.

Recuerda que son solo un punto de partida. El propósito es orientarte y motivarte a cuidar de tu salud, no medir tu valía. Mantén una actitud positiva, celebra tus fortalezas y toma los resultados como una oportunidad para avanzar hacia tus metas de bienestar. Cada pequeño esfuerzo cuenta y, al final del día, lo importante es tu compromiso contigo misma.

Pruebas caseras para evaluar tu edad biológica

1. **Frecuencia de respiración en reposo.**
   - **Ejercicio.** Siéntate tranquila y cuenta cuántas veces respiras en un minuto.
   - **Medición.** Realiza tres mediciones y toma el promedio. Este dato te proporciona información valiosa sobre la salud respiratoria y cardiovascular,[8] para después hacer ajustes en el estilo de vida, mejorar la salud y prevenir problemas futuros.

- **Interpretación de la edad biológica:**

  0-6 veces → 20-30 años (1 punto)

  7-12 veces → 30-40 años (2 puntos)

  13-18 veces → 40-50 años (3 puntos)

  19-24 veces → 50-60 años (4 puntos)

  > 24 veces → > 60 años (5 puntos)

2. **Medición del perímetro abdominal.**

   - **Ejercicio.** Con una cinta métrica, mide el perímetro abdominal. Colócala horizontalmente alrededor del abdomen, alineándola con el ombligo. No la aprietes, asegúrate de que quede ajustada sin comprimir. Esta medición ayuda a calcular el riesgo cardiovascular,[9] una de las causas de muerte más elevadas de las mujeres en España.

   - **Medición.** Mídetela en reposo, con los músculos abdominales relajados, y respira normal.

   - **Interpretación de la edad biológica:**

Mujeres	Hombres	Puntos
< 80 centímetros → 20-30 años	< 94 centímetros → 20-30 años	1
80-87 centímetros → 30-40 años	94-101 centímetros → 30-40 años	2
88-94 centímetros → 40-50 años	102-108 centímetros → 40-50 años	3
95-101 centímetros → 50-60 años	109-115 centímetros → 50-60 años	4
> 101 centímetros → > 60 años	> 115 centímetros → > 60 años	5

3. **Equilibrio en una pierna.**

   - **Ejercicio.** Ponte de pie descalza, mantén una pierna elevada (con la rodilla a noventa grados) y sostente sobre la otra. Cruza los brazos sobre el pecho o mantenlos a los lados.

- **Medición.** Mide el tiempo que puedes permanecer en equilibrio hasta perder la estabilidad (haz tres intentos y toma el mejor). El equilibrio sobre una pierna es un marcador simple, predictivo y económico muy útil para detectar el bajo nivel funcional y la fragilidad en la práctica clínica.[10] Si tienes dificultades para mantener el equilibrio, puede ser un signo de que tu fuerza muscular o tu coordinación no está en buen estado.
- **Interpretación de la edad biológica:**
  > 40 segundos → 20-30 años (1 punto)
  30-39 segundos → 30-40 años (2 puntos)
  20-29 segundos → 40-50 años (3 puntos)
  10-19 segundos → 50-60 años (4 puntos)
  < 10 segundos → > 60 años (5 puntos)

4. **Flexibilidad (sentarse y tocar).**
   - **Ejercicio.** Siéntate en el suelo con las piernas extendidas y las rodillas rectas. Inclínate hacia delante e intenta tocarte los dedos de los pies con las dos manos.
   - **Medición.** Usa una cinta métrica para medir la distancia entre los dedos de los pies y las manos o hasta donde logres llegar.
   - **Interpretación de la edad biológica:**
     Superas los dedos → 20-30 años (1 punto)
     Llegas hasta los dedos → 30-40 años (2 puntos)
     A unos 5 centímetros de los dedos → 40-50 años (3 puntos)
     A unos 10 centímetros de los dedos → 50-60 años (4 puntos)
     > 15 centímetros de distancia → > 60 años (5 puntos)

Precaución: Este ejercicio evalúa la flexibilidad de la parte posterior de las piernas y la zona lumbar, la cual puede variar ampliamente entre las personas y no siempre refleja la edad biológica de manera precisa. La flexibilidad se ve influenciada por factores como el estilo de vida, la genética y posibles restricciones físicas o lesiones. Por lo tanto, aunque con el paso de los años vamos perdiendo flexibilidad, los resultados deben interpretarse con cuidado, no como un indicador absoluto de la salud o el envejecimiento, sino como una referencia de la flexibilidad general.[11]

5. **Resistencia cardiovascular (prueba de pasos).**
   - **Ejercicio.** Colócate frente a un escalón de 30-40 centímetros de altura. Súbelo y bájalo durante tres minutos. Este estudio permite analizar cómo la prueba del escalón puede servir como herramienta para evaluar la resistencia cardiovascular y la condición física general, así como para detectar cambios asociados con el envejecimiento.[12] La velocidad recomendada es de unos veinticuatro pasos por minuto.
   - **Medición.** Al finalizar, tómate el pulso y cuenta los latidos en un minuto.
   - **Interpretación de la edad biológica:**
     80-89 latidos por minuto → 20-30 años (1 punto)
     90-99 latidos por minuto → 30-40 años (2 puntos)
     100-109 latidos por minuto → 40-50 años (3 puntos)
     110-119 latidos por minuto → 50-60 años (4 puntos)
     > 120 latidos por minuto → > 60 años (5 puntos)

6. **Fuerza de agarre.**
   - **Ejercicio.** Usa un dinamómetro de mano, un dispositivo diseñado para medir la fuerza de tu agarre. Consiste en una empuñadura que se aprieta con la mano y un mecanismo interno que indica la fuerza que haces en unidades, como kilos o libras. Puedes encontrar este aparato en muchas tiendas online. No solo es una forma de ver cuán fuertes son tus manos, sino que ofrece pistas sobre la salud general y la capacidad para realizar las tareas diarias. En mujeres posmenopáusicas, la fuerza de agarre es un predictor independiente del riesgo cardiovascular: menor fuerza, mayor riesgo cardiovascular.[13] Por eso este ejercicio es importante para cuidar el bienestar, especialmente a medida que envejecemos.
   - **Medición.** Realiza tres intentos con cada mano y registra el mejor resultado, ya sea de la mano dominante o de la no dominante.
   - **Interpretación de la edad biológica:**

Mujeres	Hombres	Puntos
> 30 kilos → 20-30 años	> 45 kilos → 20-30 años	1
25-29 kilos → 30-40 años	40-44 kilos → 30-40 años	2
20-24 kilos → 40-50 años	35-39 kilos → 40-50 años	3
15-19 kilos → 50-60 años	30-34 kilos → 50-60 años	4
< 15 kilos → > 60 años	< 30 kilos → > 60 años	5

7. **Tiempo de reacción.**
   - **Ejercicio.** Usa una regla de 30 centímetros. Pídele a alguien que la sostenga en vertical y la suelte sin avisar mientras intentas atraparla con el pulgar e índice. Esta

prueba es una herramienta sencilla y efectiva para medir el tiempo de reacción, muy utilizada en diversos ámbitos —salud, educación física, rehabilitación…— para evaluar la rapidez de respuesta ante estímulos visuales. Aunque la prueba de la regla no tiene un estudio específico asociado, se reconoce que puede ofrecer información valiosa sobre la capacidad funcional y la coordinación motora, ayudando así a prevenir caídas.

- **Medición.** Mide la distancia desde la parte superior de la regla hasta el punto en el que la has atrapado.
- **Interpretación de la edad biológica:**
  0-6 centímetros → 20-30 años (1 punto)
  7-12 centímetros → 30-40 años (2 puntos)
  13-18 centímetros → 40-50 años (3 puntos)
  19-24 centímetros → 50-60 años (4 puntos)
  > 24 centímetros → > 60 años (5 puntos)

8. **Velocidad de caminata en cuatro metros.**
   - **Ejercicio.** Mide una distancia de cuatro metros y camina a paso normal.
   - **Medición.** Cronometra cuánto tardas en recorrerlos. Esta prueba es una herramienta válida para estratificar el riesgo cardiovascular en mayores de 65 años.[14] En personas menores, actúa como una herramienta de evaluación del estado físico básico y puede ser una alerta temprana de problemas de salud o movilidad que podrían desarrollarse más adelante.
   - **Interpretación de la edad biológica:**
     < 3 segundos → 20-30 años (1 punto)
     3-4 segundos → 30-40 años (2 puntos)

4-5 segundos → 40-50 años (3 puntos)

5-6 segundos → 50-60 años (4 puntos)

> 6 segundos → > 60 años (5 puntos)

9. **Prueba de flexión de cadera.**
   - **Ejercicio.** Acuéstate bocarriba en una superficie plana y cómoda. Mantén la pierna que no se levanta recta en el suelo. Levanta la otra lo más alto que puedas, en dirección a tu cabeza, la que quieres medir, y mantén las rodillas rectas.
   - **Medición.** Con la ayuda de otra persona, mide el ángulo de elevación usando una app de medición de ángulos o un transportador: Una vez hayas levantado la pierna, toma el transportador, colócalo en el suelo y alinea el punto central (el agujero del medio) con la cadera. Asegúrate de que el transportador esté nivelado y plano sobre el suelo. Toma nota de los grados. Esta prueba no solo mide la flexibilidad, sino que puede ser un indicador de la salud general y la funcionalidad en las personas mayores. La capacidad de mantener una buena movilidad en las caderas está relacionada con la prevención de caídas, la salud musculoesquelética y, en última instancia, la longevidad.
   - **Interpretación de la edad biológica:**
   80-90 grados → 20-30 años (1 punto)

   70-79 grados → 30-40 años (2 puntos)

   60-69 grados → 40-50 años (3 puntos)

   50-59 grados → 50-60 años (4 puntos)

   < 50 grados → > 60 años (5 puntos)

10. **Prueba de flexión de brazos.**
- **Ejercicio.** Realiza tantas flexiones como puedas en un minuto.
- **Medición.** Cuenta el total de flexiones correctamente ejecutadas. La prueba de flexión de brazos no solo evalúa la fuerza en la parte superior del cuerpo, sino que se relaciona con la salud funcional, la prevención de caídas y el mantenimiento de la masa muscular, factores que influyen en la longevidad y la calidad de vida a medida que envejecemos. Un estudio realizado por Justin Yang *et al.* (2019) encontró que la capacidad de realizar flexiones de brazos se asocia con un menor riesgo de enfermedad cardiovascular en hombres de mediana edad. Aunque este estudio se centra solo en los varones, sus hallazgos destacan la importancia de la fuerza de la parte superior del cuerpo, que también puede ser relevante para las mujeres, dado que el mantenimiento de la fuerza muscular es crucial para la salud y la longevidad en toda la población.[15]
- **Interpretación de la edad biológica:**

Mujeres	Hombres	Puntos
> 20 repeticiones → 20-30 años	> 30 repeticiones → 20-30 años	1
15-19 repeticiones → 30-40 años	20-29 repeticiones → 30-40 años	2
10-14 repeticiones → 40-50 años	15-19 repeticiones → 40-50 años	3
5-9 repeticiones → 50-60 años	10-14 repeticiones → 50-60 años	4
< 5 repeticiones → > 60 años	< 10 repeticiones → > 60 años	5

11. **Prueba de sentadillas con una silla.**
   - **Ejercicio.** Siéntate y levántate de una silla tantas veces como puedas en treinta segundos, manteniendo la espalda recta.
   - **Medición.** Cuenta el total de repeticiones correctas. Esta prueba es una herramienta útil para evaluar la fuerza, la resistencia, el equilibrio y el riesgo de caídas en adultos, proporcionando información clave para mejorar la salud y la calidad de vida, en especial entre la población mayor.
   - **Interpretación de la edad biológica:**
      > 20 repeticiones → 20-30 años (1 punto)
      17-19 repeticiones → 30-40 años (2 puntos)
      13-16 repeticiones → 40-50 años (3 puntos)
      9-12 repeticiones → 50-60 años (4 puntos)
      < 11 repeticiones → > 60 años (5 puntos)

INTERPRETACIÓN DE LOS RESULTADOS: * Suma los puntos de las once pruebas y consulta la tabla para estimar tu edad biológica:

Puntos totales	Edad biológica estimada
11-18 puntos	20-30 años
19-32 puntos	30-40 años
33-43 puntos	40-50 años
44-54 puntos	50-60 años
> 55 puntos	> 60 años

Resultado: edad biológica menor que la edad cronológica	¡Felicidades! Tu estado de salud y condición física parecen estar en excelentes condiciones, y tu cuerpo muestra signos de ser más joven de lo que indica tu edad cronológica. Has logrado mantener hábitos saludables que ralentizan el envejecimiento. Este resultado demuestra que puedes seguir avanzando en este camino de autocuidado. Siempre se puede mejorar o reforzar aspectos clave, por lo que el plan de acción que encontrarás en el siguiente capítulo te ayudará a mantener y optimizar estos logros en el futuro.

* Las estimaciones de la edad biológica basadas en el rendimiento en estas pruebas son aproximadas, formuladas a partir de observaciones generales sobre la salud física y el envejecimiento. Estos resultados pueden ofrecer información valiosa sobre nuestro estado de salud y condición física, pero cada una de nosotras es única, y son múltiples los factores —la genética, el estilo de vida, el historial médico...— que influyen en la salud general. Para una evaluación más completa, consulta a un profesional de la salud. El objetivo de este método es fomentar la reflexión sobre los hábitos saludables y proporcionar un marco para la mejora continua del bienestar personal.

Resultado: edad biológica igual que la edad cronológica	Tu edad biológica está alineada con la cronológica, lo que sugiere que estás cuidando bien de tu salud y que tus hábitos son adecuados para tu bienestar. Es un buen resultado, significa que tu cuerpo está en la línea esperada para tu edad. Si deseas mejorar y reducir ligeramente tu edad biológica, considera realizar algunos ajustes en tus rutinas. El plan de acción del siguiente capítulo te ofrece estrategias para fortalecer y optimizar tu bienestar físico y emocional, ayudándote a avanzar hacia un envejecimiento aún más saludable.
Resultado: edad biológica mayor que la edad cronológica	Esto indica que ciertos aspectos de tu estilo de vida o hábitos afectan a tu salud de forma acumulativa. Quizá algunos factores —como la falta de ejercicio, una alimentación poco equilibrada, el estrés o el descanso insuficiente— estén contribuyendo a un envejecimiento biológico acelerado. No te preocupes: es el momento perfecto para implementar cambios positivos. La lectura de este libro, junto con el plan de acción que te propongo en el siguiente capítulo, están diseñados para ayudarte a reducir esta diferencia y trabajar en hábitos que pueden revertir y mejorar tu edad biológica.

Más allá de los números...

Evaluarnos no es solo cuestión de números, sino la oportunidad de reflexionar sobre cómo las elecciones diarias pueden influir en la longevidad y calidad de vida. Realizar estas pruebas en casa es una excelente manera de comprender cómo estamos envejeciendo e identificar áreas en las que podríamos mejorar. No se trata de juzgar los resultados, sino de verlos como una herramienta para crear una versión más saludable de nosotras mismas, con un enfoque consciente y respetuoso hacia el bienestar.

Ahora que ya conoces tu punto de partida, estás lista para dar el siguiente paso. En el próximo capítulo encontrarás un plan de acción con un menú y entrenamientos para mejorar tus resultados y ayudarte a avanzar hacia una edad biológica más baja y, lo más importante, hacia una vida más vital y plena. En él verás cómo pequeños ajustes en el estilo de vida pueden marcar la diferencia, ayudándote a mantenerte fuerte, activa y en armonía contigo misma en cada etapa.

Recuerda que la verdadera meta no es reducir la edad biológica a toda costa. No buscamos ganarle tiempo al tiempo, sino encontrar un equilibrio que nos permita vivir con energía y satisfacción. La autoaceptación es fundamental en este camino: cada año, cada experiencia y cada etapa tienen belleza y valor. Lo importante es sentirnos bien y vivir en sintonía con lo que somos, sin presiones externas ni expectativas inalcanzables.

Te invito a que continúes este viaje con actitud de cariño y respeto hacia ti. Acepta los resultados como un punto de partida y usa las herramientas del siguiente capítulo para mejorar tu bienestar sin perder de vista lo importante: sentirte bien en tu propia piel, en el momento en que estás ahora.

Bonus

El santo grial de la juventud

A lo largo del libro hemos explorado juntas los pilares esenciales para mantener la salud, la energía y la vitalidad a lo largo del tiempo. Ha llegado el momento de juntar todas las piezas para que te sientas más organizada y comprendas que la verdadera juventud no está en luchar contra los años, sino en vivir cada día con conciencia, cuidado y propósito.

En este capítulo final, encontrarás un **resumen sencillo** de las ideas clave que hemos aprendido sobre alimentación, actividad física y actitudes que nos rejuvenecen desde el interior. A continuación, encontrarás un **plan de acción** más práctico para que puedas **aplicar estas herramientas en tu vida diaria**. Incluye una alimentación basada en la dieta Reina, una rutina de ejercicio y pruebas médicas preventivas para una longevidad saludable. Aquí tienes todo lo que necesitas si quieres construir tu plan para envejecer con energía, vitalidad y calidad de vida.

Recuerda que nunca es tarde para empezar. Puedes iniciar estos cambios a los 40 o a los 90 años, porque siempre hay margen de mejora. Cada paso que des hacia tu bienestar será una inversión en una vida más plena y llena de energía.

Nutrición

La alimentación es básica para nuestro bienestar, una herramienta que nos conecta con nuestra salud y con el potencial de sentirnos plenas y llenas de energía en cualquier etapa de la vida. Los alimentos que ingerimos no solo nutren el cuerpo, sino que se convierten en un aliado imprescindible para ralentizar el envejecimiento y mejorar nuestra calidad de vida. Nutrirnos bien no significa restringirnos ni complicarnos, sino honrar nuestro cuerpo con lo que necesita para mantenerse fuerte, ágil y saludable.

El triángulo de la alimentación de la mujer madura

El triángulo de la alimentación de la mujer madura nos invita a priorizar lo que realmente importa: proteínas de calidad, grasas saludables y frutas y verduras variadas que nos garantizan el aporte de vitaminas y minerales que necesitamos en estos años.

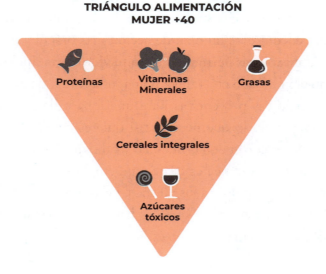

En este triángulo también hay un lugar esencial para los cereales integrales, las legumbres y los tubérculos, fuente de energía y nutrientes importantes como la fibra, las vitaminas del grupo B y los antioxidantes. No se trata de eliminarlos, sino de elegir opciones completas y de calidad, consumiéndolos en proporciones que nos nutran y nos hagan sentir bien. Lejos de ser enemigos, los carbohidratos son aliados esenciales para mantener la vitalidad y el bienestar.

Por otro lado, aconsejo retirar o disminuir al máximo el consumo de alcohol y de azúcares refinados, ya que no aportan beneficios para la salud. Este enfoque variado no solo alimenta las células, sino que reduce la inflamación crónica, uno de los principales responsables del envejecimiento prematuro.

La dieta Reina y el plato Reina

Cuando pensamos en longevidad, debemos pensar en equilibrio. La dieta Reina nos ayuda a encontrar este balance, apoyándose en principios clave: más alimentos de origen vegetal, grasas saludables como el aceite de oliva y proteínas de calidad. El plato Reina es una herramienta visual que simplifica este equilibrio en cada comida:

- La mitad del plato está lleno de vegetales, recuerda poner al menos tres diferentes.
- Un poco más de un cuarto del plato está compuesto por proteínas, como pescado, huevo o tofu.
- El resto incluye carbohidratos de calidad, siempre en su versión integral.

Las grasas quedan incluidas en la cocción, en las proteínas de origen animal y en el aliño de las ensaladas. Comer bien no tiene que ser complicado, como demuestra el plato Reina.

Cenas que nutren y calman

La cena es una de las comidas más importantes para cerrar el día con equilibrio. El plato Reina básico nos anima a llenar el plato con vegetales y añadir una buena porción de proteína magra. Esto no solo mejora la digestión, sino que favorece un sueño reparador. Imagina una ensalada variada con salmón al papillote o una crema de verduras con una tortilla de dos huevos. Estas opciones son sencillas y, sobre todo, alineadas con lo que el cuerpo necesita al final del día para poder descansar y repararse.

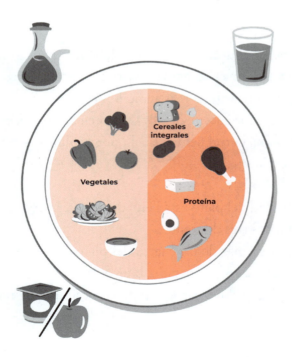

Pequeños pasos para lograr grandes cambios

No necesitas hacer grandes sacrificios para transformar tu alimentación. Empieza con pequeños ajustes: un puñado de frutos secos como *snack*, más vegetales en las comidas, más proteína en el plato. Usa las manos como guía: una mano para la proteína, dos manos juntas para los vegetales, un puñado cerrado para los cereales integrales. Al final del día, se trata de construir hábitos que puedas mantener a largo plazo y que se alineen con tu vida.

Ejercicio

El ejercicio es uno de los pilares más importantes para mantener el cuerpo fuerte, flexible y lleno de energía a lo largo de los años. No se trata de pasar horas en el gimnasio ni de seguir una rutina rígida, sino de incorporar el movimiento como hábito cotidiano. Desde caminar más hasta realizar ejercicios de fuerza o practicar yoga, cada pequeño esfuerzo cuenta y suma beneficios para la salud.

El movimiento no solo nos ayuda a mantener la musculatura y densidad ósea, sino que es una herramienta poderosa para mejorar la salud cardiovascular, fortalecer el sistema inmunitario y reducir el estrés. Piensa en el ejercicio como un regalo que le haces a tu cuerpo y a tu mente, una inversión en tu bienestar a largo plazo.

La rutina equilibrada: fuerza, cardio y flexibilidad

Un programa de ejercicio equilibrado combina tres elementos esenciales: ejercicios de fuerza, actividad aeróbica y prácticas de flexibilidad. Cada uno de estos componentes tiene un papel específico en el cuerpo y, juntos, trabajan para mantenernos ágiles y vitales.

- **Fuerza.** Los ejercicios de fuerza —como pesas, bandas elásticas o el peso corporal— son esenciales para preservar la masa muscular, que tiende a disminuir con la edad. La fuerza es nuestra aliada para mantener un cuerpo funcional y resistente.
- **Cardio.** Caminar, nadar, andar en bicicleta o bailar son actividades aeróbicas que fortalecen el corazón, aumentan la capacidad pulmonar y elevan los niveles de energía. No necesitas correr maratones; bastan treinta minutos de actividad moderada, cinco veces a la semana, para disfrutar de sus beneficios. Recuerda que, si no puedes hacer treinta minutos, diez marcarán la diferencia. Lo importante es empezar.
- **Flexibilidad.** Incorporar prácticas como el yoga, el ballet para adultos o el pilates te ayudará a mantener la movilidad de las articulaciones, reducirás tensiones musculares y mejorarás la postura. La flexibilidad es clave para evitar lesiones y sentirte ágil en tu día a día.

No necesitas un equipo sofisticado ni dedicar horas al ejercicio para sentir sus beneficios. Comienza con pequeños cambios: utiliza las escaleras en lugar del ascensor, camina mientras hablas por teléfono o realiza una rutina corta de quince minutos en casa. Recuerda que la constancia es más importante que la intensidad.

Piensa en el ejercicio como un compañero de vida. No tiene que ser perfecto, solo constante. Cada paso que das, cada músculo que fortaleces y cada respiración que controlas son una apuesta segura para mejorar tu vitalidad en la vejez.

Sueño

El sueño es mucho más que una pausa diaria; es el momento en que cuerpo y mente se reparan y regeneran. Durante las horas de descanso, las células realizan tareas esenciales: eliminan toxinas, reparan tejidos y fortalecen conexiones neuronales.

Dormir entre siete y nueve horas por la noche se asocia con una mejor salud cardiovascular, una mayor capacidad de memoria y una reducción de la inflamación crónica. Además, el sueño profundo favorece la producción de la hormona del crecimiento, clave para la reparación celular y la regeneración muscular. Si alguna vez te has sentido más joven después de una noche de sueño reparador, no es casualidad: tu cuerpo está recuperando su equilibrio interno.

Rutinas para un sueño reparador

Crear un ambiente y una rutina que favorezcan el descanso es esencial para mejorar la calidad del sueño:

- **Mantén un horario constante.** Intenta acostarte y levantarte a la misma hora todos los días, incluso los fines de semana. Esto ayuda a regular el ritmo circadiano.
- **Crea un ritual nocturno.** Dedica los últimos treinta minutos del día a actividades relajantes, como leer, meditar o escuchar música suave.
- **Desconecta de las pantallas** para conciliar un sueño de calidad.
- **Cuida tu cena.** Opta por propuestas ligeras y equilibradas basadas en el plato Reina básico.

- **Crea un ambiente adecuado.** Mantén tu dormitorio fresco, oscuro y silencioso. Usa cortinas opacas o antifaz, si la luz externa es un problema.

No tenemos que cambiarlo todo de un día para otro; los pequeños ajustes en la rutina nocturna pueden transformar la calidad del descanso. Comienza por elegir uno o dos hábitos para incorporarlos esta semana, como apagar las pantallas una hora antes de irte a dormir o añadir una infusión relajante a tu ritual nocturno.

Recuerda que un sueño reparador no es un lujo, es una necesidad. Darle a cuerpo y mente el descanso que se merecen es una de las mejores inversiones en el bienestar y la longevidad. Piensa en el sueño como un abrazo que te das cada noche para empezar al día siguiente con energía renovada.

Actitud y resiliencia

La juventud no está solo en el cuerpo, sino, sobre todo, en la forma de pensar. Mantener una actitud positiva, encontrar un propósito claro y practicar la gratitud son herramientas poderosas para vivir con energía y vitalidad en cualquier etapa de la vida. Estas actitudes no solo mejoran el bienestar emocional, sino que impactan de forma directa en la salud física: reducen el estrés, fortalecen el sistema inmunitario y te ayudan a enfrentarte a los retos de la vida con más fortaleza.

Optimismo: el gran aliado de la longevidad

Ser optimista no significa ignorar las dificultades, sino tener la capacidad de enfocarnos en las soluciones y mantener la esperanza en el futuro. Diversos estudios han demostrado que las personas optimistas viven más y disfrutan de mejor salud. El optimismo nos motiva a cuidar el cuerpo, buscar conexiones significativas y enfrentarnos a los cambios de la vida con resiliencia.

Si alguna vez te has sorprendido sonriendo en un día difícil, sabrás de lo que hablo: el optimismo no elimina los problemas, pero da fuerzas para superarlos.

La gratitud también nos conecta con el presente y nos recuerda las cosas buenas que tenemos, incluso en los días más complicados. Practicarla no requiere grandes cambios; basta con detenernos un momento cada día y preguntarnos: «¿Qué me ha hecho sonreír hoy?».

Por último, tener un propósito claro, aquello que nos mueve y nos da energía al despertar, es uno de los pilares de la longevidad. Es el *ikigai* que hemos conocido en estas páginas y que está relacionado con lo que amamos, lo que el mundo necesita, lo que hacemos bien y lo que nos aporta estabilidad.

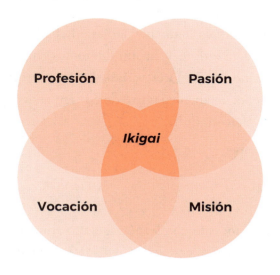

Nuestro propósito puede ser grande o pequeño: desde cuidar de la familia hasta aprender algo nuevo o compartir nuestra sabiduría con los demás. Lo importante es que nos haga sentir conectadas con nosotras y con el mundo.

En resumen, ser optimistas, practicar la gratitud y encontrar nuestro propósito nos permite vivir con más alegría, energía y equilibrio. Porque, al final, el secreto de la juventud está en cómo elegimos ver la vida.

Plan de acción

Ahora que ya hemos repasado la teoría esencial que quiero que te lleves del libro, aplicaremos la parte práctica con un plan de alimentación, entreno básico y pruebas médicas. El menú que encontrarás a continuación es solo una propuesta orientativa para que veas cómo aplicar los principios de la dieta Reina en tu día a día. Con la información del capítulo 3 puedes diseñar el menú que más te guste, adaptado a tus preferencias, necesidades y estilo de vida.

Lo importante es mantener la variedad y el equilibrio en cada plato, asegurándote de incluir diferentes grupos de alimentos y priorizando los colores variados en tus elecciones. Cada color representa un abanico único de nutrientes, así que no olvides llenar tu plato arcoíris.

Menú semanal siguiendo la dieta Reina

Lunes

1. **Desayuno:** café con leche vegetal o animal, una tostada de pan integral con aceite, aguacate y tomate, y pechuga de pavo. Una fruta.

2. **Media mañana:** 150 gramos de yogur proteico con un puñado cerrado de frutos secos.

3. **Comida:** ensalada variada (lechuga, tomate, cebolla y zanahoria) con una lata de sardinas, dos o tres lonchas de salmón marinado y 40-60 gramos de arroz integral. Una fruta.

4. **Media tarde:** un vaso de *skyr* batido con un puñado grande de frutos rojos.

5. **Cena:** crema de calabacín con queso feta (unos 50 gramos) y tortilla de dos huevos con espinacas.

Martes

1. **Desayuno:** infusión o café con leche vegetal o animal, una tostada de pan integral con aceite de oliva y 40-60 gramos de jamón serrano. Una fruta.

2. **Media mañana:** un yogur natural con canela y un puñado cerrado de almendras tostadas.

3. **Comida:** berenjenas rellenas de ternera picada magra (150-180 gramos) y verduras variadas (al menos tres), gratinadas con queso bajo en grasa rallado. Una fruta.

4. **Media tarde:** una tostada de pan integral y 50 gramos de fiambre de pavo de calidad.

5. **Cena:** ensalada templada con espinacas salteadas, pimiento rojo y rúcula. Dos o tres rodajas de merluza a la plancha. Una fruta.

Miércoles

1. **Desayuno:** café con leche vegetal o animal, una tostada integral con queso *cottage* (50 gramos), tomate en rodajas y un puñadito de nueces. Una fruta.

2. **Media mañana:** un vaso de *skyr* con un puñado de pipas de calabaza y canela.
3. **Comida:** salmón al papillote (180 gramos) con cebolla, calabacín y zanahoria. Un boniato pequeño (150 gramos) asado con hierbas. Una fruta.
4. **Media tarde:** fiambre de pollo de calidad (40 gramos) y un puñado cerrado de pistachos.
5. **Cena:** muslo de pollo al horno con guarnición de champiñones, coliflor y zanahoria. Una fruta.

Jueves

1. **Desayuno:** té verde o café, tostada integral con queso fresco (50 gramos), mermelada sin azúcar y un puñado de almendras.
2. **Media mañana:** una fruta y un puñado de nueces.
3. **Comida:** judías verdes salteadas con ajo y gambas (unos 200 gramos), acompañadas de 40-60 gramos de arroz basmati integral. Una fruta.
4. **Media tarde:** batido de leche con plátano y canela.
5. **Cena:** crema de calabacín, berenjena y cebolla. Pavo a la plancha (200 gramos aprox.). Una fruta.

Viernes

1. **Desayuno:** café con leche vegetal o animal, tostada integral con aceite de oliva y un huevo pasado por agua. Una fruta.
2. **Media mañana:** 150 gramos de *skyr* con un puñado cerrado de frutos secos (almendras o avellanas).
3. **Comida:** cuatro filetitos de lomo a la plancha con salsa de yogur y especias, acompañado de una ensalada variada con garbanzos (40-60 gramos). Una fruta.

4. **Media tarde:** una fruta y un puñado de semillas de chía hidratadas en un vaso de leche o bebida vegetal.
5. **Cena:** hamburguesa grande de rape con guarnición de espárragos salteados con cebolla y tomate. Un yogur.

Sábado

1. **Desayuno:** infusión o café y dos yogures con cereales integrales (40-60 gramos). Una fruta.
2. **Media mañana:** un puñado grande de frutos rojos y un puñado cerrado de avellanas.
3. **Comida:** ensalada variada: mézclum de lechugas, tomate, cebolla, zanahoria… con lentejas (40-60 gramos) y tofu (180 gramos) salteado con curry y comino.
4. **Media tarde:** una fruta y un puñado de semillas de lino hidratadas en un vaso de leche con canela.
5. **Cena:** crema de calabaza, zanahoria y cebolla con trozos de queso fresco (50 gramos) y una tortilla de uno o dos huevos.

Domingo

1. **Desayuno:** té o café con leche vegetal o animal, y una tostada integral con una lata de sardinas.
2. **Media mañana:** unas lonchas de fiambre de pollo con un puñado de anacardos.
3. **Comida:** dorada al horno con patatas, tomate, cebolla, pasas y arroz integral (40-60 gramos). Una fruta.
4. **Media tarde:** batido de frutos rojos con yogur proteico.
5. **Cena:** sándwich de pan de atún (receta) con guarnición de ensalada variada.

Receta del sándwich de atún

Ingredientes
1 lata de atún pequeña
1 huevo
3 gramos de levadura química (tipo Royal)
semillas de chía

Preparación
Pasamos el atún por agua para quitar el exceso de sal. Batimos en un bol el huevo con el atún y la levadura hasta obtener una mezcla homogénea. Vertemos la masa en un molde cuadrado apto para microondas del tamaño de una rebanada de pan. Añadimos las semillas de chía a modo de decoración. Calentamos en el microondas a máxima potencia en dos tandas de un minuto. Partimos la masa por la mitad longitudinalmente para obtener dos rebanadas y las tostamos unos minutos en la tostadora. Montamos el sándwich con lo que nos apetezca. Ejemplo: mézclum de lechugas, tomate y salmón ahumado o queso fresco.

Rutina para principiantes

Esta rutina que te presento aquí está pensada para iniciarte en el ejercicio de forma amable y accesible. Es ideal si estás dando tus primeros pasos o quieres retomar el hábito de moverte tras un tiempo de inactividad.

En el capítulo 5 tienes una rutina avanzada que combina fuerza, cardio y flexibilidad para mujeres con más experiencia en el entrenamiento. Recuerda que no hay que tener prisas. Sé amable contigo y enfócate en establecer una progresión constante pero sostenible. Cada movimiento cuenta y cada esfuerzo, por pequeño que parezca, suma en el camino hacia una vida más activa y saludable.

Lunes: fuerza básica (veinte o veinticinco minutos)

1. **Objetivo:** activar los principales grupos musculares con movimientos simples y efectivos.
2. **Ejercicios:**
   a. Sentadillas asistidas (siéntate y levántate de una silla): dos series de diez repeticiones.
   b. Flexiones inclinadas (apóyate en una mesa o pared): dos series de ocho o diez repeticiones.
   c. Remo con botellas de agua (o bandas elásticas): dos series de diez repeticiones.
   d. Bíceps con botellas: dos series de entre diez y quince segundos.
3. **Consejo:** realiza movimientos lentos y controlados. Descansa entre treinta segundos y un minuto entre ejercicios.

Martes: cardio ligero (entre veinte minutos y media hora)

1. **Objetivo:** mejorar la salud cardiovascular y aumentar la energía.
2. **Opciones:**
   a. Camina a paso ligero por el parque o en casa con música animada.
   b. Baila durante veinte minutos (elige tu música favorita).
   c. Sube y baja un escalón o un banco bajo durante diez minutos, alternando ritmos lentos y moderados.

3. **Consejo:** usa un ritmo que te permita hablar sin dificultad, pero que eleve un poco tu respiración.

Miércoles: flexibilidad y movilidad (entre un cuarto de hora y veinte minutos)

1. **Objetivo:** mejorar la elasticidad muscular y reducir tensiones.
2. **Consejo:** busca una rutina para principiantes en YouTube y respira profundamente mientras mantienes cada posición.

Jueves: fuerza para principiantes (entre veinte y veinticinco minutos)

1. **Objetivo:** repetir la rutina del lunes con ligeras variaciones.
2. **Ejercicios:**
   a. Sentadillas asistidas con los brazos levantados: dos series de diez repeticiones.
   b. Elevaciones de talones para fortalecer las pantorrillas: dos series de doce repeticiones.
   c. Puente de glúteos (acostada boca arriba): dos series de diez repeticiones.
   d. Repite la rutina dos veces.
3. **Consejo:** enfócate en la técnica más que en la velocidad.

Viernes: cardio moderado (entre veinte minutos y media hora)

1. **Objetivo:** seguir fortaleciendo el corazón.
2. **Opciones:**
   a. Camina a intervalos: alterna un minuto rápido con un minuto lento.

b. Nada a ritmo moderado si tienes acceso a una piscina.

c. Pedalea en una bicicleta estática a ritmo suave.

3. **Consejo:** busca disfrutar el movimiento y acompáñalo con una *playlist* motivadora.

Sábado: yoga suave o estiramientos activos (entre un cuarto de hora y veinte minutos)

1. **Objetivo:** fomentar la relajación y liberar tensiones acumuladas.

2. **Consejo:** busca una rutina para principiantes en YouTube y cierra los ojos durante la relajación para concentrarte en la respiración.

Domingo: descanso activo (entre quince minutos y media hora)

1. **Opciones:**
   a. Paseo tranquilo por la naturaleza.
   b. Juegos o actividades al aire libre con la familia.
   c. Meditación guiada o respiraciones conscientes.

2. **Consejo:** usa este día para conectar contigo misma y disfrutar de los movimientos sin presión.

Comienza con estas rutinas y, cuando te sientas más fuerte y cómoda, aumenta gradualmente las repeticiones, el tiempo o la intensidad. Céntrate en disfrutar del proceso más que en alcanzar unas metas concretas. Después de seis semanas de práctica introductoria, estarás lista para pasar a la rutina avanzada que te propuse en el capítulo 5. No te preocupes si necesitas más tiempo: cada cuerpo tiene su ritmo, y lo importante es avanzar con confianza. No dejes de escucharlo, prioriza la técnica en cada movimiento y prepárate para disfrutar de nuevos desafíos que fortalecerán tu salud y te proporcionarán energía.

Pruebas médicas preventivas

Las pruebas médicas preventivas son una herramienta más que tenemos a nuestro alcance para cuidar de la salud a lo largo del tiempo, pero es importante recordar que es solo una guía orientativa. No es necesario realizarse todas estas pruebas, ni mucho menos, a la vez. Cada mujer es única, y la frecuencia y las pruebas necesarias debe evaluarlas el médico, que te orientará según tu edad, tu historial médico y tus factores de riesgo.

Recuerda que la base para una vida saludable y longeva está en tres pilares fundamentales: **alimentación adecuada**, **ejercicio regular** y **autocuidado**. Las pruebas preventivas son solo un complemento para monitorear la salud y detectar posibles riesgos, pero lo esencial es que te cuides a diario manteniendo unos buenos hábitos. No te sientas abrumada por la cantidad de opciones, ni pienses que es necesario hacerlo todo de inmediato. Tómatelo con calma y consulta a tu profesional de salud de confianza para crear un plan de prevención adaptado a tus necesidades.

Prueba	Objetivo	En qué consiste	Frecuencia recomendada	Detalles adicionales	Profesional responsable
Análisis de sangre completo	Detectar desequilibrios tempranos.	Toma de muestra sanguínea para analizar diversos marcadores: hemograma, perfil lipídico, glucosa, vitaminas y PCR.	Anual.	Incluye hemograma, perfil lipídico, glucosa, vitaminas y PCR.	Médico general o internista.
Perfil hormonal	Evaluar desequilibrios hormonales.	Análisis de sangre para medir hormonas sexuales, tiroideas y cortisol.	Anual o según síntomas.	Estrógenos, testosterona, función tiroidea, cortisol.	Endocrinólogo o ginecólogo.
Densitometría ósea (DEXA)	Detectar pérdida ósea y osteoporosis.	Examen de imagen que mide la densidad mineral ósea mediante un escáner.	• Realizar una antes de la menopausia. • En caso de osteoporosis, cada 2 años. • A partir de los 50, cada tres o cinco años.	Especialmente importante en el caso de mujeres posmenopáusicas.	Reumatólogo o médico especialista en densitometría.
Perfil cardiovascular	Prevenir enfermedades del corazón.	Incluye ECG (registra la actividad eléctrica del corazón), medición de la presión arterial y análisis de la homocisteína.	Anual o según los antecedentes.	ECG, presión arterial, homocisteína y colesterol.	Cardiólogo o médico general.
Marcadores de envejecimiento	Evaluar la salud celular y biológica.	Análisis especializados de telómeros y estudios genéticos para medir la edad epigenética.	Según recomendación médica.	Telómeros, edad epigenética.	Especialista en medicina preventiva o genética.

Prueba	Objetivo	En qué consiste	Frecuencia recomendada	Detalles adicionales	Profesional responsable
Prueba de esfuerzo metabólica	Conocer el nivel cardiovascular y la flexibilidad metabólica.	Monitorear la frecuencia cardiaca, la presión y el metabolismo durante el ejercicio.	Cada tres años o según orientación médica.	Se realiza con ropa de deporte sobre una cinta o bicicleta estática.	Médico deportivo.
Exámenes ginecológicos	Valorar el cuidado reproductivo y prevenir el cáncer.	Citología (papanicolaou) para detectar alteraciones cervicales, mamografía para prevenir el cáncer de mama, ecografía transvaginal para revisar el útero y los ovarios.	• Citología: anual. • Mamografía: cada dos años.	Incluye ecografía transvaginal.	Ginecólogo.
Evaluación visual y auditiva	Detectar problemas sensoriales.	Fondo de ojo para evaluar la retina y audiometría para medir la capacidad auditiva.	Cada uno o dos años.	Fondo de ojo, audiometría.	Oftalmólogo y otorrinolaringólogo.
Estado físico y funcional	Identificar limitaciones en la movilidad y la fuerza.	Evaluación práctica de fuerza, equilibrio y resistencia con pruebas como la caminata de seis minutos.	Anual.	Test de equilibrio, fuerza y caminata de seis minutos.	Médico rehabilitador o fisioterapeuta.
Colonoscopia	Prevenir el cáncer colorrectal.	Inserción de un endoscopio para observar el colon y detectar posibles pólipos o anomalías.	A partir de los 50, cada diez años.	Antes, si hay antecedentes familiares.	Gastroenterólogo.

Tu viaje hacia la juventud empieza aquí

Espero que este libro te haya servido como guía para que tomes el control de tu salud y bienestar. Deseo que hayas entendido que envejecer de forma saludable no se basa en una receta mágica o en luchar contra el tiempo, sino en abrazar el proceso y vivir cada día con conciencia y propósito. Cada buen hábito que integras te acerca a una versión de ti más saludable, feliz y plena.

No es tarde para empezar. Siempre hay margen de mejora. Da igual si estás iniciándote a los 40 o a los 70, lo que cuenta es dar el primer paso y avanzar.

No caigas en la trampa de compararte con otras mujeres. Gastarás energía y no te aportará nada. El éxito radica en cada avance hacia tu autocuidado y salud.

Para ayudarte en este camino y te inicies sin prisa, he preparado una guía *proagging* de treinta días, una hoja de ruta diseñada para que apliques paso a paso, en tu día a día, lo aprendido en este libro. Puedes descargarla en: <www.reinassinreglas.com/larga-vida>.

¡Te deseo una vida llena de bienestar y alegría, mi reina!

Agradecimientos

Este libro no habría sido posible sin la colaboración y el apoyo de muchas personas que han estado a mi lado en este camino. A ellas, mi agradecimiento eterno.

En primer lugar, gracias a mi marido Joan, que siempre es mi refugio y motor. A mis padres por creer en mí incluso en los momentos en que yo dudaba, a mis hermanos Jordi y Lorena, porque vuestro amor incondicional siempre está presente. Y a mis abuelos, quienes todavía tienen una mente joven y han sido inspiración para mí.

A David Meseguer gran amigo y creador del título de esta obra. Bien te mereces un premio por la precisión con la que diste en el blanco. A Beatriz Castillo, mi eterna asesora en todo lo que necesito; gracias por estar a mi lado y ser una gran amiga.

A Pilar Clapés y Silvia Úbeda, las amigas con las que me doy cuenta de que el tiempo no pasa.

A todas las reinas de la comunidad @hablandodenutricion, a mis pacientes y lectoras: vuestras historias, preguntas y deseos de aprender más sobre vosotras mismas han inspirado este libro. Vosotras me enseñasteis que nuestra salud y longevidad merecen ser celebradas y cuidadas.

Por supuesto, gracias a mi editora, Laura Álvarez, quien me ha alentado a llevar mi idea a estas páginas.

Y también gracias a ti, una reina que desea vivir una vida plena y significativa, por permitirme acompañarte en este viaje.

Recuerda: una reina informada es una reina empoderada. ☺

BÀRBARA MUNAR
www.reinassinreglas.com
@hablandodenutricion

Notas

INTRODUCCIÓN

1. A. Stone *et al.*, «A snapshot of the age distribution of psychological well-being in the United States», *Proceedings of the National Academy of Sciences*, 107 (22), 9985-9990, DOI: <10.1073/pnas.1003744107>, 20 de abril de 2010.

2. J. Vila *et al.*, «Social Support and Longevity: Meta-Analysis-Based Evidence and Psychobiological Mechanisms», *Frontiers in Psychology*, 12, 717164, DOI: <10.3389/fpsyg.2021.717164>, 13 de septiembre de 2021.

1. ENTENDAMOS EL ENVEJECIMIENTO FEMENINO

1. A. J. Thomas, E. S. Mitchell, N. F. Woods, «The challenges of midlife women: themes from the Seattle midlife women's health study», *Women's Midlife Health*, 4, 8, DOI: <10.1186/s40695-018-0039-9>, 15 de junio de 2018.

2. A. Wardell, «The paradox of women's aging», *Psychology Today*, <https://www.psychologytoday.com/intl/blog/compassionate-feminism/202404/the-paradox-of-womens-aging>, 14 de mayo de 2024.

3. S. Hausknecht *et al.*, «Older Adults' Self-Perceptions of Aging

and Being Older: A Scoping Review», *Gerontologist*, 60(7): e524-e534, DOI: <10.1093/geront/gnz153>, 15 de septiembre de 2020.

4. Z. Li *et al.*, «Aging and age-related diseases: from mechanisms to therapeutic strategies», *Biogerontology*, 22, 165-187, DOI: <10.1007/s10522-021-09910-5>, abril de 2021.

5. B. R. Levy, M. D. Slade, S. V. Kasl, «Longitudinal Benefit of Positive Self-Perceptions of Aging on Functional Health», *The Journals of Gerontology: Series B*, 57(5), P409-P417, DOI: <10.1093/geronb/57.5.P409>, 1 de septiembre de 2002.

6. Instituto Nacional de Estadística (INE), «Esperanza de vida en España», <https://ine.es/ss/Satellite?c=INESeccion_C&cid=1259926380048&p=1254735110672&pagename=ProductosYServicios%2FPYSLayout>, 2024.

7. Director-General for Statistics, Information System Management and Industrial Relations, «Abridged Life Tables for Japan 2022», *Ministry of Health, Labour and Welfare*, Government of Japan, <https://www.mhlw.go.jp/english/database/db-hw/lifetb22/dl/lifetb22-06.pdf>, 2022.

8. Eurostat, «EU life expectancy at birth 80.6 years in 2022», <https://ec.europa.eu/eurostat/web/products-eurostat-news/w/ddn-20240314-1>, 3 de mayo de 2024.

9. World Health Organization (WHO), «Global Health Estimates: Life expectancy and leading causes of death and disability», <https://data.who.int/indicators/i/A21CFC2/90E2E48>, 2024.

10. T. Chauchan, Genetic Education, «X chromosome vs. Y chromosome. Differences and Similarities», <https://geneticeducation.co.in/x-chromosome-vs-y-chromosome-differences-and-similarties/?utm_content=cmp-true>, 23 de noviembre de 2022.

11. *Ibid.*

12. *Ibid.*

13. R. F. Zhao, «The Y chromosome: beyond gender determination», *NIH M.D./Ph.D. Partnership Training Program Scholar*, <https://www.genome.gov/27557513/the-y-chromosome-beyond-gender-determination>, 30 de mayo de 2014.

14. E. R. Uddenberg *et al.*, «Menopause transition and cardiovascular disease risk», *Maturitas*, *185*, 107974. <https://doi.org/10.1016/j.maturitas.2024.107974>.

15. A. Oksuzyan, H. Brønnum-Hansen, B. Jeune, «Gender gap in health expectancy», *European Journal of Ageing*, 7(3), 213-218, DOI: <10.1007/s10433-010-0170-4>, 4 de noviembre de 2010.

16. J. Holt-Lunstad, T. B. Smith, J. B. Layton, «Social relationships and mortality risk: a meta-analytic review», *Plos Medicine*, 7(7): e1000316, DOI: <10.1371/journal.pmed.1000316>, 27 de julio de 2010.

17. A. M. Herskind *et al.*, «The heritability of human longevity: A population-based study of 2872 Danish twin pairs born 1870-1900», *Human Genetics*, 97(3), 319-323, DOI: <10.1007/BF02185763>, marzo de 1996.

18. J. V. B. Hjelmborg *et al.*, «Genetic influence on human lifespan and longevity», *Human Genetics*, 119(3), 312-321, DOI: <10.1007/s00439-006-0144-y>, 4 de febrero de 2006.

19. P. Sebastiani y T. T. Perls, «The genetics of extreme longevity: lessons from the new England Centenarian study», *Frontiers in Genetics*, 3:277, DOI: <10.3389/fgene.2012.00277>, 30 de noviembre de 2012.

20. *Ibid.*

21. B. J. Willcox *et al.*, «FOXO3A genotype is strongly associated with human longevity», *Proceedings of the National Academy of Sciences*, 105(37), 13987-13992, DOI: <10.1073/pnas.0801030105>, 16 de septiembre de 2008.

22. *Ibid.*

23. M. Simon *et al.*, «A rare human centenarian variant of SIRT6 enhances genome stability and interaction with Lamin A», *The EMBO Journal,* 41(21): e110393, DOI: <10.15252/embj.2021110393>, 10 de octubre de 2022. *Erratum* en *The EMBO Journal,* 42(3): e113326, DOI: <10.15252/embj.2022113326>, 1 de febrero de 2023.

24. E. H. Corder *et al.*, «Protective effect of apolipoprotein E type 2 allele for late onset Alzheimer disease», *Nature Genetics*, 7(2), 180-184, DOI: <10.1038/ng0694-180>, junio de 1994.

25. R. M. Cawthon, «Association between telomere length in blood and mortality in people aged 60 years or older», *Lancet*, 361(9355): 393-395, DOI: <10.1016/S0140-6736(03)12384-7>, 1 de febrero de 2003.

26. Y. Suh *et al.*, «Functionally significant insulin-like growth factor I receptor mutations in centenarians», *Proceedings of the National Academy of Sciences*, 105(9): 3438-3442, DOI: <10.1073/pnas.070546 7105>, 4 de marzo de 2008.

27. J. A. Alegría-Torres, A. Baccarelli y V. Bollati, «Epigenetics and lifestyle», *Epigenomics*, junio de 2011, 3(3):267-277. DOI: 10.2217/epi.11.22. PMID: 22122337; PMCID: PMC3752894.

2. EL BANQUETE DE LAS REINAS: NUTRICIÓN PARA ENVEJECER MÁS DESPACIO

1. J. Montalvo, E. Ruiz, E. Pérez, «Edad y factores geográficos de las principales causas de muerte de la población de mayores en España», *Fundación Matrix*, <https://fundacionmatrix.es/edad-y-factores-geograficos-de-las-principales-causas-de-muerte-de-la-poblacion-de-mayores-en-espana/>, 30 de julio de 2020.

2. Ministerio de Sanidad, «Patrones de mortalidad en España», *Información y estadísticas sanitarias*, Madrid, <https://www.sanidad.gob.es/estadEstudios/estadisticas/estadisticas/estMinisterio/mortalidad/docs/Patrones_Mortalidad_2018.pdf>, 2021.

3. Instituto Nacional de Estadística (INE), «Distribución porcentual de defunciones por grupos de edad, según la causa de muerte», <https://ine.es/jaxi/Tabla.htm?path=/t15/p419/p01/a2003/l0/&file=01011.px&L=0>, 2024.

4. Instituto Nacional de Estadística (INE), «Estadística de defunciones según la causa de muerte», <https://ine.es/dyngs/Prensa/pEDCM2023.htm>.

5. *Ibid.*

6. A. Leuti *et al.*, «Bioactive lipids, inflammation and chronic diseases», *Advanced Drug Delivery Reviews*, 159:133-169, DOI: <10.1016/j.addr.2020.06.028>, 3 de julio de 2020.

7. *Ibid.*

8. A. Mishra, R. D. Brinton, «Inflammation: Bridging age, menopause, and APOEε4 genotype to Alzheimer's disease», *Frontiers in*

Aging Neuroscience, 10, 312, DOI: <10.3389/fnagi.2018.00312>, 9 de octubre de 2018.

9. C. Franceschi *et al.*, «Inflamm-aging. An evolutionary perspective on immunosenescence», *Annals of the New York Academy of Sciences*, 908: 244-254, DOI: <10.1111/j.1749-6632.2000.tb06651.x>, junio de 2000.

10. C. Franceschi *et al.*, «Inflammaging: a new immune-metabolic viewpoint for age-related diseases», *Nature Reviews Endocrinology*, 14(10): 576-590, DOI: <10.1038/s41574-018-0059-4>, 25 de julio de 2018.

11. P. Di Giosia *et al.*, «The role of nutrition in inflammaging», *Ageing Research Reviews*, 77:101596, DOI: <10.1016/j.arr.2022.101596>, mayo de 2022.

12. M. Fekete *et al.*, «Nutrition Strategies Promoting Healthy Aging: From Improvement of Cardiovascular and Brain Health to Prevention of Age-Associated Diseases», *Nutrients*, 15(1): 47, DOI: <10.3390/nu15010047>, 22 de diciembre de 2022.

13. *Ibid.*

14. R. Lindsay, «The menopause and osteoporosis», *Obstetrics & Gynecology*, 87(2), supl. 1, 16S-19S, DOI: <10.1016/0029-7844(95)00430-0>, febrero de 1996.

15. A. M. J. Møller *et al.*, «Aging and menopause reprogram osteoclast precursors for aggressive bone resorption», *Bone Research*, 8(27), DOI: <10.1038/s41413-020-0102-7>, 1 de julio de 2020.

16. G. M. C. Rosano *et al.*, «Menopause and cardiovascular disease: the evidence», *Climacteric*, 10 (supl. 1), 19-24, DOI: <10.1080/13697130601114917>, 3 de julio de 2009.

17. M. de Paoli, A. Zakharia, G. H. Werstuck, «The Role of Estrogen in Insulin Resistance: A Review of Clinical and Preclinical Data», *The American Journal of Pathology*, 191(9), 1490-1498, DOI: <10.1016/j.ajpath.2021.05.011>, septiembre de 2021.

18. A. Tchernof *et al.*, «Menopause, central body fatness, and insulin resistance: effects of hormone-replacement therapy», *Coronary Artery Disease*, 9(8), 503-511, DOI: <10.1097/00019501-199809080-00006>, 1998.

19. A. Ambikairajah, E. Walsh, N. Cherbuin, «Lipid profile diffe-

rences during menopause: a review with meta-analysis», *Menopause*, 26(11), 1327-1333, DOI: <10.1097/GME.0000000000001403>, noviembre de 2019.

20. H. Li *et al.*, «Association between HDL-C levels and menopause: a meta-analysis», *Hormones*, 20, 49-59, DOI: <10.1007/s42000-020-00216-8>, marzo de 2021.

21. A. Tchernof, E. T. Poehlman, «Effects of the menopause transition on body fatness and body fat distribution», *Obesity research*, 6(3), 246-254, DOI: <10.1002/j.1550-8528.1998.tb00344.x>, 6 de septiembre de 2012.

22. P. Di Giosia *et al.*, «The role of nutrition in inflammaging», *Ageing research reviews*, 77: 101596, DOI: <10.1016/j.arr.2022.101596>, mayo de 2022.

23. M. Fekete *et al.*, «Nutrition Strategies Promoting Healthy Aging: From Improvement of Cardiovascular and Brain Health to Prevention of Age-Associated Diseases», *Nutrients*, 15(1): 47, DOI: <10.3390/nu15010047>, 22 de diciembre de 2022.

24. A. Geraci *et al.*, «Sarcopenia and menopause: the role of estradiol», *Frontiers in endocrinology*, 12, 682012, DOI: <10.3389/fendo.2021.682012>, 19 de mayo de 2021.

25. B. N. Ames, «Prolonging healthy aging: longevity vitamins and proteins», *Proceedings of the National Academy of Sciences*, 115(43), 10836-10844, DOI: <10.1073/pnas.1809045115>, 23 de octubre de 2018.

26. B. N. Ames, H. Atamna, D. W. Killilea, «Mineral and vitamin deficiencies can accelerate the mitochondrial decay of aging», *Molecular aspects of medicine*, 26(4-5), 363-378, DOI: <10.1016/j.mam.2005.07.007>, agosto-octubre de 2005.

27. D. Cutuli, «Functional and structural benefits induced by omega 3 polyunsaturated fatty acids during aging», *Current neuropharmacology*, 15(4), 534-542, DOI: <10.2174/1570159X1466616061 4091311>, 2017.

28. J. Cabo, R. Alonso, P. Mata, «Omega 3 fatty acids and blood pressure», *British Journal of Nutrition*, 107(S2), S195-S200, DOI: <10.1017/S0007114512001584>, junio de 2012.

29. C. J. Lavie *et al.*, «Omega 3 polyunsaturated fatty acids and

cardiovascular diseases», *Journal of the American College of Cardiology*, 54(7), 585-594, DOI: <10.1016/j.jacc.2009.02.084>, 11 de agosto de 2011.

30. C. W. Leung *et al.*, «Soda and cell aging: associations between sugar-sweetened beverage consumption and leukocyte telomere length in healthy adults from the National Health and Nutrition Examination Surveys», *American Journal of Public Health*, 104(12), 2425-2431, DOI: <10.2105/AJPH.2014.302151>, diciembre de 2014.

3. DIETA REINA: UNA PROPUESTA PARA LA LONGEVIDAD FEMENINA

1. F. B. Hu, «Diet strategies for promoting healthy aging and longevity: An epidemiological perspective», *Journal of Internal Medicine*, 295(4): 508-531, DOI: <10.1111/joim.13728>, 23 de octubre de 2023.

2. R. Estruch *et al.*, «Primary prevention of cardiovascular disease with a Mediterranean diet», *New England Journal of Medicine,* 368(14), 1279-1290, DOI: <10.1056/NEJMoa1200303>, 4 de abril de 2013.

3. A. K. Kiani *et al.*, «Modern vision of the Mediterranean diet», *Journal of Preventive Medicine and Hygiene*, supl. 2(3): E36-E43, DOI: <10.15167/2421-4248/jpmh2022.63.2S3.2745>, 17 de octubre de 2022.

4. F. B. Hu, «Diet strategies for promoting healthy aging and longevity: An epidemiological perspective», *Journal of Internal Medicine*, 295(4): 508-531, DOI: <10.1111/joim.13728>, 23 de octubre de 2023.

5. V. Adamsson *et al.*, «What is a healthy Nordic diet? Foods and nutrients in the NORDIET study», *Food & Nutrition Research*, 56, DOI: <10.3402/fnr.v56i0.18189>, 27 de junio de 2012.

6. E. W. Lemming, T. Pitsi, «The Nordic Nutrition Recommendations 2022. Food consumption and nutrient intake in the adult population of the Nordic and Baltic countries», *Food & Nutrition Research*, 66, DOI: <10.29219/fnr.v66.8572>, 8 de junio de 2022.

7. F. B. Hu, «Diet strategies for promoting healthy aging and longevity: An epidemiological perspective», *Journal of Internal Medicine*, 295(4): 508-531, DOI: <10.1111/joim.13728>, 23 de octubre de 2023.

8. D. C. Willcox, G. Scapagnini, B. J. Willcox, «Healthy aging diets other than the Mediterranean: a focus on the Okinawan diet», *Mechanisms of Ageing and Development*, 136-137: 148-162, DOI: <10.1016/j.mad.2014.01.002>, marzo-abril de 2014.

9. H. Boeing *et al.*, «Critical review: vegetables and fruit in the prevention of chronic diseases», *European Journal of Nutrition*, 51, 637-663, DOI: <10.1007/s00394-012-0380-y>, 9 de junio de 2012.

10. C. N. Blesso *et al.*, «Whole egg consumption improves lipoprotein profiles and insulin sensitivity to a greater extent than yolk-free egg substitute in individuals with metabolic syndrome», *Metabolism: Clinical and Experimental*, 62(3): 400-410, DOI: <10.1016/j.metabol.2012.08.014>, marzo de 2013.

11. *Ibid.*

12. R. Li *et al.*, «Associations of Muscle Mass and Strength with All-Cause Mortality among US Older Adults», *Medicine and Science in Sports and Exercise*, 50(3): 458-467, DOI: <10.1249/MSS.0000000000001448>, marzo de 2018.

13. W. C. Duane, «Effects of legume consumption on serum cholesterol, biliary lipids, and sterol metabolism in humans», *Journal of Lipid Research*, 38(6), 1120-1128, junio de 1997.

14. J. Kim Shana, «Effect of Dietary Pulse Consumption on Blood Pressure: A Systematic Review and Meta-analysis of Controlled Feeding Trials», *The American Journal of Clinical Nutrition*, 103(5), 1213-1223, DOI: <10.3945/ajcn.115.124677>, mayo de 2016.

15. X. Zhang *et al.*, «The effect of soy isoflavone combined with calcium on bone mineral density in perimenopausal Chinese women: a 6-month randomised double-blind placebo-controlled study», *International Journal of Food Sciences and Nutrition*, 71(4): 473-481, DOI: <10.1080/09637486.2019.1673703>, 4 de octubre de 2019.

16. C. N. Blesso *et al.*, «Whole egg consumption improves lipoprotein profiles and insulin sensitivity to a greater extent than yolk-free egg substitute in individuals with metabolic syndrome», *Metabolism: Clinical and Experimental*, 62(3): 400-410, DOI: <10.1016/j.metabol.2012.08.014>, marzo de 2013.

17. R. Power R *et al.*, «Omega 3 fatty acid, carotenoid and vitamin E supplementation improves working memory in older adults: A ran-

domised clinical trial», *Clinical Nutrition*, 41(2): 405-414, DOI: <10.1016/j.clnu.2021.12.004>, febrero de 2022.

18. F. K. Welty, «Omega 3 fatty acids and cognitive function», *Current Opinion in Lipidology*, 1, 34(1): 12-21, DOI: <10.1097/MOL.0000000000000862>, 25 de noviembre de 2022.

19. M. H. Alhussain, M. M. Al-Shammari, «Association between fish consumption and muscle mass and function in middle-aged and older adults», *Frontiers in Nutrition*, 8, 746880, DOI: <10.3389/fnut.2021.746880>, 13 de diciembre de 2021.

20. D. Aune *et al.*, «Nut consumption and risk of cardiovascular disease, total cancer, all-cause and cause-specific mortality: A systematic review and dose-response meta-analysis of prospective studies», *BMC Medicine*, 14(207), DOI: <10.1186/s12916-016-0730-3>, 5 de diciembre de 2016.

21. Y. Park *et al.*, «Alimentos lácteos, calcio y riesgo de cáncer en el estudio de dieta y salud NIH-AARP», *Archives of Internal Medicine*, 169(4): 391-401, DOI: <10.1001/archinternmed.2008.578>, 23 de febrero de 2009.

22. L. Gijsbers *et al.*, «Consumption of dairy foods and diabetes incidence: a dose-response meta-analysis of observational studies», *The American Journal of Clinical Nutrition*, 103(4): 1111-1124, DOI: <10.3945/ajcn.115.123216>, abril de 2016.

23. X. Zhang *et al.*, «The effect of soy isoflavone combined with calcium on bone mineral density in perimenopausal Chinese women: a 6-month randomised double-blind placebo-controlled study», *International Journal of Food Sciences and Nutrition*, 71(4): 473-481, DOI: <10.1080/09637486.2019.1673703>, 4 de octubre de 2019.

4. ¿La clave para vivir más es ayunar y comer menos?

1. R. J. Colman *et al.*, «Caloric restriction delays disease onset and mortality in rhesus monkeys», *Science*, 10, 325(5937): 201-204, DOI: <10.1126/science.1173635>, 10 de julio de 2009.

2. J. A. Mattison *et al.*, «Impact of caloric restriction on health and

survival in rhesus monkeys from the NIA study», *Nature*, 489(7415): 318-321, DOI: <10.1038/nature11432>, 13 de septiembre de 2012.

3. N. W. Shock *et al.*, «Normal Human Aging: The Baltimore Longitudinal Study of Aging» (n.º 84), *Journal of Gerontology*, 40(6), 767, DOI: <10.1093/geronj/40.6.767>, noviembre de 1985.

4. E. Ravussin *et al.*, «A 2-Year Randomized Controlled Trial of Human Caloric Restriction: Feasibility and Effects on Predictors of Health Span and Longevity», *The Journals of Gerontology: Series A*, 70(9), 1097-1104, DOI: <10.1093/gerona/glv057>, septiembre de 2015.

5. *Ibid.*

6. S. Cienfuegos *et al.*, «Changes in body weight and metabolic risk during time restricted feeding in premenopausal versus postmenopausal women», *Experimental Gerontology*, 154: 111545, DOI: <10.1016/j.exger.2021.111545>, 15 de octubre de 2021.

7. K. A. Varady *et al.*, «Clinical application of intermittent fasting for weight loss: progress and future directions», *Nature Reviews. Endocrinology*. 18(5): 309-321, DOI: <10.1038/s41574-022-00638-x>, mayo de 2022.

8. A. Aparicio *et al.*, «Efectos cardiometabólicos del ayuno intermitente en la mujer [Cardiometabolic effects of intermittent fasting in women]», *Nutrición Hospitalaria*, 40 (n.º esp. 2): 29-32, DOI: <10.20960/nh.04951>, 23 de octubre de 2023.

9. *Ibid.*

10. M. P. Mattson, V. D. Longo, M. Harvie, «Impact of intermittent fasting on health and disease processes», *Ageing Research Reviews*, 39: 46-58, DOI: <10.1016/j.arr.2016.10.005>, octubre de 2017.

11. O. Strilbytska *et al.*, «Intermittent fasting and longevity: From animal models to implication for humans», *Ageing Research Reviews,* 96: 102274, DOI: <10.1016/j.arr.2024.102274>, abril de 2024.

12. *Ibid.*

AYUNO INTERMITENTE Y MUJER

M. Harvie *et al.*, «The effect of intermittent energy and carbohydrate restriction v. daily energy restriction on weight loss and metabolic disease risk markers in overweight women», *The British Journal of Nutrition*, 110(8): 1534-1547, DOI: <10.1017/S0007114513000792>, 16 de abril de 2013. Este ensayo clínico exploró los efectos del ayuno intermitente en mujeres con sobrepeso y mostró resultados positivos en términos de pérdida de peso y mejora de los marcadores metabólicos.

C. Patikorn *et al.*, «Intermittent Fasting and Obesity-Related Health Outcomes. An Umbrella Review of Meta-analyses of Randomized Clinical Trials», *JAMA Network Open*, 4(12): e2139558, DOI:<10.1001/jamanetworkopen.2021.39558>, 17 de diciembre de 2021.

5. EJERCICIO Y LONGEVIDAD EN LA MUJER

1. P. Keawtep *et al.*, «Effects of combined dietary intervention and physical-cognitive exercise on cognitive function and cardiometabolic health of postmenopausal women with obesity: a randomized controlled trial», *The International Journal of Behavioral Nutrition and Physical Activity*, 21(1): 28, DOI: <10.1186/s12966-024-01580-z>, 5 de marzo de 2024.

2. C. D. Reimers, G. Knapp, A. K. Reimers, «Does physical activity increase life expectancy? A review of the literature», *Journal of Aging Research,* art. 243958, DOI: <10.1155/2012/243958>, 1 de julio de 2012.

3. D. E. Warburton, S. S. Bredin, «Health benefits of physical activity: a systematic review of current systematic reviews», *Current Opinion in Cardiology*, 32(5), 541-556, DOI: <10.1097/HCO.0000000000000437>, septiembre de 2017.

4. P. Keawtep *et al.*, *op. cit.*

5. A. Hernando, «Marcadores de estrés oxidativo y envejecimiento. El ejercicio físico controlado sobre los niveles de parámetros oxida-

tivos en mujeres mayores. Estudio especial del estado redox y la modificación oxidativa del ADN», disertación doctoral, Universitat de València.

6. P. Keawtep *et al.*, *op. cit.*

7. A. Wahid *et al.*, «Quantifying the Association Between Physical Activity and Cardiovascular Disease and Diabetes: A Systematic Review and Meta-Analysis», *Journal of the American Heart Association*, 5(9), e002495, DOI: <10.1161/JAHA.115.002495>, 14 de septiembre de 2016.

8. A. McTiernan *et al.*, «Recreational Physical Activity and the Risk of Breast Cancer in Postmenopausal Women. The Women's Health Initiative Cohort Study», *JAMA Network*, 290(10), 1331-1336, DOI: <10.1001/jama.290.10.1331>, 10 de septiembre de 2003.

9. M. Martyn-St James, S. Carroll, «High-intensity resistance training and postmenopausal bone loss: a meta-analysis», *Osteoporosis International*, 17(8), 1225-1240, DOI: <10.1007/s00198-006-0083-4>, 1 de junio de 2006.

10. A. D. Hagstrom *et al.*, «The Effect of Resistance Training in Women on Dynamic Strength and Muscular Hypertrophy: A Systematic Review with Meta-analysis», *Sports Medicine*, 50, 1075-1093, DOI: <10.1007/s40279-019-01247-x>, junio de 2020.

11. E. Isenmann *et al.*, «Resistance training alters body composition in middle-aged women depending on menopause. A 20-week control trial», *BMC Women's Health*, 23(1), 526, DOI: <10.1186/s12905-023-02671-y>, 6 de octubre de 2023.

12. R. Codella *et al.*, «May the force be with you: why resistance training is essential for subjects with type 2 diabetes mellitus without complications», *Endocrine*, 62, 14-25, DOI: <10.1007/s12020-018-1603-7>, 5 de mayo de 2018.

13. S. R. Chekroud *et al.*, «Association between physical exercise and mental health in 1·2 million individuals in the USA between 2011 and 2015: a cross-sectional study», *The Lancet Psychiatry*, 5(9), 739-746, DOI: <10.1016/S2215-0366(18)30227-X>, septiembre de 2018.

14. M. V. Fedewa, E. D. Hathaway, C. L. Ward-Ritacco, «Effect of exercise training on C-reactive protein: A systematic review and me-

ta-analysis of randomised and non-randomised controlled trials», *British Journal of Sports Medicine*, 51(8), 610-616, DOI: <10.1136/bjsports-2016-095999>, 28 de marzo de 2017.

15. G. Zheng *et al.*, «Effect of Aerobic Exercise on Inflammatory Markers in Healthy Middle-Aged and Older Adults: A Systematic Review and Meta-Analysis of Randomized Controlled Trials», *Frontiers in Aging Neuroscience,* 8, 756, DOI: <10.3389/fnagi.2019.00098>, 26 de abril de 2019.

16. R. Codella *et al.*, «May the force be with you: why resistance training is essential for subjects with type 2 diabetes mellitus without complications», *Endocrine*, 62, 14-25, DOI: <10.1007/s12020-018-1603-7>, 5 de mayo de 2018.

17. *Ibid.*

6. LA PIEL: EL ENVEJECIMIENTO QUE VEMOS

1. L. Rittié, G. J. Fisher, «Natural and sun-induced aging of human skin», *Cold Spring Harbor Perspectives in Medicine*, 5(1): a015370, DOI: <10.1101/cshperspect.a015370>, 5 de enero de 2015.

2. C. Cao *et al.*, «Diet and Skin Aging-From the Perspective of Food Nutrition», *Nutrients*, 12(3): 870, DOI: <10.3390/nu12030870>, 24 de marzo de 2020.

3. A. Mitri *et al.*, «Effects of tobacco and vaping on the skin», *Clinics in Dermatology*, 39(5): 762-771, DOI: <10.1016/j.clindermatol.2021.05.004>, septiembre-octubre de 2021.

4. L. Rittié, G. J. Fisher, «Natural and sun-induced aging of human skin», *Cold Spring Harbor Perspectives in Medicine*, 5(1): a015370, DOI: <10.1101/cshperspect.a015370>, 5 de enero de 2015.

5. C. Cao *et al.*, «Diet and Skin Aging-From the Perspective of Food Nutrition», *Nutrients*, 12(3): 870, DOI: <10.3390/nu12030870>, 24 de marzo de 2020.

6. L. Rittié, G. J. Fisher, «Natural and sun-induced aging of human skin», *Cold Spring Harbor Perspectives in Medicine*, 5(1): a015370, DOI: <10.1101/cshperspect.a015370>, 5 de enero de 2015.

7. *Ibid.*

8. *Ibid.*

9. C. Cao *et al.*, «Diet and Skin Aging-From the Perspective of Food Nutrition», *Nutrients*, 12(3): 870, DOI: <10.3390/nu12030870>, 24 de marzo de 2020.

10. F. W. Danby, «Nutrition and aging skin: sugar and glycation», *Clinics in Dermatology*, 28(4): 409-411, DOI: <10.1016/j.clindermatol. 2010.03.018>, julio-agosto de 2010.

11. L. Rittié, G. J. Fisher, «Natural and sun-induced aging of human skin», *Cold Spring Harbor Perspectives in Medicine*, 5(1): a015370, DOI: <10.1101/cshperspect.a015370>, 5 de enero de 2015.

12. *Ibid.*

13. J. M. Pullar *et al.*, «The roles of vitamin C in skin health», *Nutrients, 9*(8), 866. <https://doi.org/10.3390/nu9080866>, 2017.

14. M. Michalak *et al.*, «Bioactive Compounds for Skin Health: A Review», *Nutrients*, 13(1), 203, DOI: <10.3390/nu13010203>, 12 de enero de 2021.

15. *Ibid.*

16. S. Makpol *et al.*, «γ-Tocotrienol prevents oxidative stress-induced telomere shortening in human fibroblasts derived from different aged individuals», *Oxidative Medicine and Cellular Longevity,* 3(1), 35-43, DOI: <10.4161/oxim.3.1.9940>, enero-febrero de 2010.

17. C. Cao *et al.*, «Diet and Skin Aging-From the Perspective of Food Nutrition», *Nutrients*, 12(3): 870, DOI: <10.3390/nu12030870>, 24 de marzo de 2020.

18. *Ibid.*

19. P. Li, G. Wu, «Roles of dietary glycine, proline, and hydroxyproline in collagen synthesis and animal growth», *Amino Acids*, 50(1), 29-38, DOI: <10.1007/s00726-017-2490-6>, 20 de septiembre de 2017.

20. T. M. Santana, K. Bispo de Senna, M. V. Cardoso Matos Silva, «O uso da Vitamina A, Vitamina C, Vitamina E na prevenção do envelhecimento da pele», *Revista Científica de Estética e Cosmetologia*, 2 (1), E0692022-1, DOI: <10.48051/rcec.v2i1.69>, 2022.

21. M. Joshi *et al.*, «Modulatory role of vitamins A, B3, C, D, and E

on skin health, immunity, microbiome, and diseases», *Pharmacological Reports*, 75(5): 1096-1114, DOI: <10.1007/s43440-023-00520-1>, octubre de 2023.

22. M. Michalak *et al.*, «Bioactive Compounds for Skin Health: A Review», *Nutrients*, 13(1), 203, DOI: <10.3390/nu13010203>, 12 de enero de 2021.

23. *Ibid.*

24. *Ibid.*

25. *Ibid.*

26. R. Kafi *et al.*, «Improvement of naturally aged skin with vitamin A (retinol)», *Archives of Dermatology*, 143(5): 606-612, DOI: <10.1001/archderm.143.5.606>, mayo de 2007.

27. M. Cosgrove *et al.*, «Dietary nutrient intakes and skin-aging appearance among middle-aged American women», *The American Journal of Clinical Nutrition*, 86(4), 1225-1231, DOI: <10.1093/ajcn/86.4.1225>, octubre de 2007.

28. E. T. Lain *et al.*, «The Role of Coenzyme Q10 in Skin Aging and Opportunities for Topical Intervention: A Review», *The Journal of Clinical and Aesthetic Dermatology*, 17(8): 50-55, <https://jcadonline.com/coenzyme-q10-in-skin-aging/>, agosto de 2024.

29. J. Van Borsel *et al.*, «The effectiveness of facial exercises for facial rejuvenation: a systematic review», *Aesthetic Surgery Journal / The American Society for Aesthetic Plastic Surgery*, 34(1): 22-27, DOI: <10.1177/1090820X13514583>, 1 de enero de 2014.

30. M. C. de Vos *et al.*, «Facial exercises for facial rejuvenation: a control group study», *Folia Phoniatrica et Logopaedica: Official Organ of the International Association of Logopedics and Phoniatrics (IALP)*, 65(3): 117-122, DOI: <10.1159/000354083>, 26 de noviembre de 2013.

31. I. A. Ahmed, M. A. Mikail, «Diet and skin health: The good and the bad», *Nutrition*, 119: 112350, DOI: <10.1016/j.nut.2023.112350>, marzo de 2024.

7. EL SUEÑO Y SU RELACIÓN CON LA LONGEVIDAD EN LA MUJER

1. L. Xie *et al.*, «Sleep drives metabolite clearance from the adult brain», *Science,* 342(6156), 373-377, DOI: <10.1126/science.1241224>, 18 de octubre de 2013.

2. I. V. Shirolapov *et al.*, «The Role of Glymphatic Clearance in the Mechanisms Linking the Sleep-Wake Cycle with the Development of Neurodegenerative Processes», *Neuroscience and Behavioral Physiology*, 54, 398-403, DOI: <10.1007/s11055-024-01604-y>, 4 de mayo de 2024.

3. B. Jeon, J. Baek, «Menstrual disturbances and its association with sleep disturbances: a systematic review», *BMC Women's Health*, 23, 470, DOI: <10.1186/s12905-023-02629-0>, 1 de septiembre de 2023.

4. *Ibid.*

5. D. Cintron *et al.*, «Efficacy of menopausal hormone therapy on sleep quality: systematic review and meta-analysis», *Endocrine*, 55, 702-711, DOI: <10.1007/s12020-016-1072-9>, 11 de agosto de 2016.

6. P. Proserpio *et al.*, «Insomnia and menopause: A narrative review on mechanisms and treatments», *Climacteric*, 23(6), 539-549, DOI: <10.1080/13697137.2020.1799973>, 3 de septiembre de 2020.

7. R. Lok, J. Qian, S. L. Chellappa, «Sex differences in sleep, circadian rhythms, and metabolism: Implications for precision medicine», *Sleep Medicine Reviews,* 75, 101926, DOI: <10.1016/j.smrv.2024.101926>, junio de 2024.

8. L. Xie *et al.*, «Sleep drives metabolite clearance from the adult brain», *Science,* 342(6156), 373-377, DOI: <10.1126/science.1241224>, 18 de octubre de 2013.

9. *Ibid.*

10. F. Domínguez *et al.*, «Association of Sleep Duration and Quality with Subclinical Atherosclerosis», *Journal of the American College of Cardiology,* 73(2), 134-144, DOI: <10.1016/j.jacc.2018.10.060>, 22 de enero de 2019.

11. R. Lok, J. Qian, S. L. Chellappa, «Sex differences in sleep, circadian rhythms, and metabolism: Implications for precision medicine», *Sleep Medicine Reviews,* 75, 101926, DOI: <10.1016/j.smrv.2024.101926>, junio de 2024.

12. M. Zhao *et al.*, «The Effects of Dietary Nutrition on Sleep and Sleep Disorders», *Mediators of inflammation*, 2020, 3142874, DOI: <10.1155/2020/3142874>, 25 de junio de 2020.

13. *Ibid.*

14. J. E. Gangwisch *et al.*, «High glycemic index and glycemic load diets as risk factors for insomnia: analyses from the Women's Health Initiative», *The American Journal of Clinical Nutrition*, 111(2), 429-439, DOI: <10.1093/ajcn/nqz275>, febrero de 2020.

15. M. Zhao *et al.*, «The Effects of Dietary Nutrition on Sleep and Sleep Disorders», *Mediators of inflammation*, 2020, 3142874, DOI: <10.1155/2020/3142874>, 25 de junio de 2020.

16. *Ibid.*

17. C. Benardes *et al.*, «The Impact of Omega 3 on Improving Sleep Quality: A Systematic Review of Current Clinical Research», *Principles and Practice of Clinical Research*, 9(4), DOI: <10.21801/ppcrj.2023.94.5>, 16 de febrero de 2024.

18. M. Tan *et al.*, «Effects of Omega 3 Polyunsaturated Fatty Acids Intake on Vasomotor Symptoms, Sleep Quality and Depression in Postmenopausal Women: A Systematic Review», *Nutrients,* 15(19), 4231, DOI: <10.3390/nu15194231>, 30 de septiembre de 2023.

19. N. Sanlier, G. Sabuncular, «Relación entre la nutrición y la calidad del sueño, centrándose en la biosíntesis de melatonina», *Sleep and Biological Rhythms,* 18(2), 89-99, DOI: <10.1007/s41105-020-00256-y>, 15 de febrero de 2020.

20. P. Hepsomali *et al.*, «Effects of Oral Gamma-Aminobutyric Acid (GABA) Administration on Stress and Sleep in Humans: A Systematic Review», *Frontiers in Neuroscience,* 14, art. 923, DOI: <10.3389/fnins.2020.00923>, 17 de septiembre de 2020.

21. M. Abboud, «Vitamin D Supplementation and Sleep: A Systematic Review and Meta-Analysis of Intervention Studies», *Nutrients*, 14(5), 1076, DOI: <10.3390/nu14051076>, 3 de marzo de 2022.

22. D. O. Kennedy, «B Vitamins and the Brain: Mechanisms, Dose and Efficacy. A Review», *Nutrients*, 8(2), 68, DOI: <10.3390/nu8020068>, 27 de enero de 2016.

23. A. Arab *et al.*, «The Role of Magnesium in Sleep Health: A Systematic Review of Available Literature», *Biological Trace Element*

Research, 201, 121-128, DOI: <10.1007/s12011-022-03162-1>, 19 de febrero de 2022.

24. M. Zhao *et al.*, «The Effects of Dietary Nutrition on Sleep and Sleep Disorders», *Mediators of inflammation*, 2020, 3142874, DOI: <10.1155/2020/3142874>, 25 de junio de 2020.

25. M. Sejbuk, I. Mirończuk-Chodakowska, A. M. Witkowska, «Sleep Quality: A Narrative Review on Nutrition, Stimulants, and Physical Activity as Important Factors», *Nutrients*, 14(9), 1912, DOI: <10.3390/nu14091912>, 2 de mayo de 2022.

26. *Ibid.*

27. *Ibid.*

28. *Ibid.*

29. *Ibid.*

30. L. de Nys *et al.*, «The effects of physical activity on cortisol and sleep: a systematic review and meta-analysis», *Psychoneuroendocrinology*, 143, art. 105843, DOI: <10.1016/j.psyneuen.2022.105843>, septiembre de 2022.

31. I. V. Zhdanova *et al.*, «Melatonin Treatment for Age-Related Insomnia», *The Journal of Clinical Endocrinology & Metabolism*, 86(10), 4727-4730, DOI: <10.1210/jcem.86.10.7901>, 1 de octubre de 2001.

32. *Ibid.*

8. EL VERDADERO CHIP DE LA JUVENTUD ESTÁ EN NUESTRA CABEZA

1. H. Koga *et al.*, «Optimism, lifestyle, and longevity in a racially diverse cohort of women», *Journal of the American Geriatrics Society*, DOI:<10.1111/jgs.17897>, 8 de junio de 2022.

2. J. Holt-Lunstad, T. B. Smith, J. B. Layton, «Social Relationships and Mortality Risk: A Meta-Analytic Review», *Plos Medicine*, 7(7), e1000316, DOI: <10.1371/journal.pmed.1000316>, 27 de julio de 2010.

3. E. S. Kim *et al.*, «Optimism and Cause-Specific Mortality: A Prospective Cohort Study», *American Journal of Epidemiology*, 185(1), 21-29, DOI: <10.1093/aje/kww182>, 1 de enero de 2017.

4. H. Koga, L. D. Kubzansky, «Optimism, sense of purpose, and the condition of the immune system as we age», *Harvard Center for Population and Development Studies*, vol. 184, DOI: <10.1016/j.jpsychores.2024.111851>, septiembre de 2024.

5. S. Puig Pérez *et al.*, «Optimismo disposicional y estrés: claves para promover el bienestar psicológico», *Papeles del Psicólogo*, 42(2), 135-142. <https://doi.org/10.23923/pap.psicol2021.2953>, 2021.

6. L. Bolier *et al.*, «Positive psychology interventions: a meta-analysis of randomized controlled studies», *BMC Public Health*, 20, 1606, DOI: <10.1186/1471-2458-13-119>, 8 de febrero de 2013.

7. B. Santos *et al.*, «Cognitive Restructuring during Depressive Symptoms: A Scoping Review», *MDPI Healthcare*, 12(13), 1292, DOI: <10.3390/healthcare12131292>, 28 de junio de 2024.

8. R. A. Emmons, M. E. McCullough, «Counting blessings versus burdens: An experimental investigation of gratitude and subjective well-being in daily life», *Journal of Personality and Social Psychology*, 84(2), 377-389, DOI: <10.1037/0022-3514.84.2.377>, 2003.

9. R. M. Suinn, «Mental practice in sport psychology: Where have we been, where do we go?», *Clinical Psychology: Science and Practice*, 4(3), 189-207, DOI: <10.1111/j.1468-2850.1997.tb00109.x>, 1997.

10. *Ibid.*

11. J. J. W. Liu *et al.*, «The Pursuit of Resilience: A Meta-Analysis and Systematic Review of Resilience-Promoting Interventions», *Journal of Happiness Studies*, 23, 1771-1791, DOI: <10.1007/s10902-021-00452-8>, 5 de septiembre de 2021.

12. D. Buettner, *The Blue Zones: 9 Lessons for Living Longer from the People Who've Lived the Longest*. National Geographic Society, 2008.

13. *Ibid.*
14. *Ibid.*
15. *Ibid.*

16. S. Y. Lee *et al.*, «Mindfulness-Based Interventions for Patients with Cardiovascular Disease: A Focused Review for Practicing Clinicians», *Current Cardiology Reports*, 25, 185-191, DOI: <10.1007/s11886-023-01846-1>, 2 de marzo de 2023.

17. G. N. Levine *et al.*, «Meditation and cardiovascular risk re-

duction: A scientific statement from the American Heart Association», *Journal of the American Heart Association,* 6(10), e002218, DOI: <10.1161/JAHA.117.002218>, 28 de septiembre de 2017.

9. REINAS SALUDABLES: SUPLEMENTOS PARA LA VITALIDAD Y LA LONGEVIDAD

1. L. Stojanovska *et al.*, «Maca reduces blood pressure and depression, in a pilot study in postmenopausal women», *Climacteric: the journal of the International Menopause Society*, 18(1), 69-78, <https://doi.org/10.3109/13697137.2014.929649>, 7 de agosto de 2014.

2. C. M. Dording *et al.*, «A double-blind placebo-controlled trial of maca root as treatment for antidepressant-induced sexual dysfunction in women», *Evidence-Based Complementary and Alternative Medicine*, 2015(1), DOI: <10.1155/2015/949036>, 14 de abril de 2015.

3. L. Stojanovska *et al.*, «Maca reduces blood pressure and depression, in a pilot study in postmenopausal women», *Climacteric: the journal of the International Menopause Society*, 18(1), 69-78, <https://doi.org/10.3109/13697137.2014.929649>, 7 de agosto de 2014.

4. C. M. Dording *et al.*, «A double-blind placebo-controlled trial of maca root as treatment for antidepressant-induced sexual dysfunction in women», *Evidence-Based Complementary and Alternative Medicine*, 2015(1), DOI: <10.1155/2015/949036>, 14 de abril de 2015.

5. K. Chandrasekhar, J. Kapoor y S. Anishetty, «A prospective, randomized double-blind, placebo-controlled study of safety and efficacy of a high-concentration full-spectrum extract of ashwagandha root in reducing stress and anxiety in adults», *Indian Journal of Psychological Medicine*, 34(3), 255-262. <https://doi.org/10.4103/0253-7176.106022>, 2012.

6. *Ibid.*

7. L. Shane-McWhorter, PharmD, University of Utah College of Pharmacy, «Coenzima Q10 (CoQ10)», *Manual MSD,* <https://www.msdmanuals.com/es/professional/temas-especiales/suplementos-diet%C3%A9ticos/coenzima-q10-coq10>, 15 de noviembre de 2024.

8. *Ibid.*

9. *Ibid.*

10. P. Belenky, K. L. Bogan, C. Brenner, «NAD+ metabolism in health and disease», *Trends in Biochemical Sciences,* 32(1), 12-19, <https://doi.org/10.1016/j.tibs.2006.11.006>, 1 de enero de 2008.

11. J. Yoshino, J. A. Baur, S. I. Imai, «NAD+ intermediates: the biology and therapeutic potential of NMN and NR», *Cell Metabolism,* 27(3), 513-528, <https://doi.org/10.1016/j.cmet.2017.11.002>, 6 de marzo de 2018.

12. W. Li, M. Li, J. Qi, «Nano-drug design based on the physiological properties of glutathione», *Molecules*, 26(18): 5567, DOI: <10.3390/molecules26185567>, 13 de septiembre de 2021.

13. John P. Richie Jr. *et al.*, «Randomized controlled trial of oral glutathione supplementation on body stores of glutathione», *European Journal of Nutrition*, 54(2): 251-263, DOI: <10.1007/s00394-014-0706-z>, 5 de mayo de 2014.

14. Y.-R. Li, S. Li, C.-C. Lin, «Effect of resveratrol and pterostilbene on aging and longevity», *BioFactors,* 44(1), 69-82,<https://doi.org/10.1002/biof.1400>, 6 de diciembre de 2017.

15. K. S. Bhullar, B. P. Hubbard, «Lifespan and healthspan extension by resveratrol», *Biochimica et Biophysica Acta (BBA) – Molecular Basis of Disease,* 1852(6), 1209-1218, <https://doi.org/10.1016/j.bbadis.2015.01.012>, junio de 2015.

16. D. Acuña-Castroviejo *et al.*, «Extrapineal melatonin: sources, regulation, and potential functions», *Cellular and molecular life sciences*, 71(16), 2997-3025, <https://doi.org/10.1007/s00018-014-1579-2>, 20 de febrero de 2014.

17. *Ibid.*

18. *Ibid.*

19. L. S. Miyasaka, A. N. Atallah, B. Soares, «Valerian for anxiety disorders», *Cochrane Database of Systematic Reviews*, <https://doi.org/10.1002/14651858.CD004515.pub2>, 18 de octubre de 2006.

20. S. Bent *et al.*, «Valerian for sleep: a systematic review and meta-analysis», *The American journal of medicine*, 119(12), 1005-1012, <https://doi.org/10.1016/j.amjmed.2006.02.026>, diciembre de 2006.

21. *Ibid.*

22. L. G. González-Rodríguez *et al.*, «Alimentación para mantener una adecuada salud muscular y ósea», *Nutrición Hospitalaria*, 41(3), 12-15, <https://doi.org/10.20960/nh.05449>, 16 de septiembre de 2024.

23. M. Sosa Henríquez, M. J. Gómez de Tejada Romero, «La suplementación de calcio y vitamina D en el manejo de la osteoporosis. ¿Cuál es la dosis aconsejable de vitamina D?», *Revista de Osteoporosis y Metabolismo Mineral,* 13(2), 106-112, <https://doi.org/10.4321/s1889-836x2021000200006>, 16 de agosto de 2021.

24. *Ibid.*

25. M. Varsavsky *et al.*, «Recomendaciones de vitamina D para la población general», *Endocrinología, Diabetes y Nutrición*, 64(1): 7-14, <https://doi.org/10.1016/j.endinu.2016.11.002>, marzo de 2017.

26. L. G. González-Rodríguez *et al.*, «Alimentación para mantener una adecuada salud muscular y ósea», *Nutrición Hospitalaria*, 41(3), 12-15, <https://doi.org/10.20960/nh.05449>, 16 de septiembre de 2024.

27. D. Paddon-Jones *et al.*, «Role of dietary protein in the sarcopenia of aging», *The American Journal of Clinical Nutrition,* 87(5), 1562S-1566S, <https://doi.org/10.1093/ajcn/87.5.1562S>, mayo de 2008.

28. P. D. Chilibeck *et al.*, «Effect of creatine supplementation during resistance training on lean tissue mass and muscular strength in older adults: a meta-analysis», *Revista de acceso abierto de medicina deportiva*, 8, 213-226, <https://doi.org/10.2147/OAJSM.S123529>, 1 de septiembre de 2017.

29. C. Xu *et al.*, «The effects of creatine supplementation on cognitive function in adults: a systematic review and meta-analysis», *Frontiers in Nutrition*, 11, 1424972, <https://doi.org/10.3389/fnut.2024.1424972>, 12 de julio de 2024.

30. N. X. Vo *et al.*, «Effectiveness and safety of glucosamine in osteoarthritis: a systematic review», *Pharmacy,* 11(4), 117, <https://doi.org/10.3390/pharmacy11040117>, 14 de julio de 2023.

31. *Ibid.*

32. O. V. Lopes Júnior, A. M. Inácio, «Uso de glucosamina e condroitina no tratamento da osteoartrose: uma revisão da literatura»,

Revista Brasileira de Ortopedia, 48(4), 300-306, <https://doi.org/10.1016/j.rbo.2012.09.007>, julio-agosto de 2012.

33. D. O. Clegg *et al.*, «Glucosamine, chondroitin sulfate, and the two in combination for painful knee osteoarthritis», *The New England Journal of Medicine,* 354(8), 795-808, <https://doi.org/10.1056/NEJMoa052771>, 23 de febrero de 2006.

34. *Ibid.*

35. H. Kou *et al.*, «Effect of curcumin on rheumatoid arthritis: a systematic review and meta-analysis», *Frontiers in Immunology,* 14, 1121655, <https://doi.org/10.3389/fimmu.2023.1121655>, 31 de mayo de 2023.

36. *Ibid.*

37. K. S. Pawar *et al.*, «Oral Curcumin with piperine as adjuvant therapy for the treatment of COVID-19: a randomized clinical trial», *Frontiers in pharmacology*, 12, 669362, <https://doi.org/10.3389/fphar.2021.669362>, 28 de mayo de 2021.

38. E. Proksch *et al.*, «Oral supplementation of specific collagen peptides has beneficial effects on human skin physiology: a double-blind, placebo-controlled study», *Skin pharmacology and physiology,* 27(1), 47–55 <https://doi.org/10.1159/000351376>, 14 de agosto de 2013.

39. K. Žmitek *et al.*, «The effects of dietary supplementation with collagen and vitamin C and their combination with hyaluronic acid on skin density, texture and other parameters: a randomised, double-blind, placebo-controlled trial», *Nutrients*, 16(12), <https://doi.org/10.3390/nu16121908>, 17 de junio de 2024.

40. Y. R. Gao *et al.*, «Oral administration of hyaluronic acid to improve skin conditions via a randomized doubled-blind clinical test», *Skin Research and Technology,* 29(11), <https://doi.org/10.1111/srt.13531>, 20 de noviembre de 2023.

41. *Ibid.*

42. *Ibid.*

43. L. Shane-McWhorter, PharmD, University of Utah College of Pharmacy, «Coenzima Q10 (CoQ10)», *Manual MSD,* <https://www.msdmanuals.com/es/professional/temas-especiales/suplementos-diet%C3%A9ticos/coenzima-q10-coq10>, 15 de noviembre de 2024.

44. *Ibid.*
45. *Ibid.*

10. ¿CUÁNTOS AÑOS TENGO? LA EDAD CRONOLÓGICA, LA BIOLÓGICA Y LA PERCIBIDA

1. M. J. Guillén-Moya *et al.*, «Autoestima global y calidad de vida relacionada con salud percibida por adultos mayores», *Index de Enfermería,* 30(1-2), e17457, <https://scielo.isciii.es/scielo.php?pid=S1132-12962021000100004&script=sci_arttext>, 25 de abril de 2022.
2. *Ibid.*
3. Y. Stephan, A. R. Sutin, A. Terracciano, «Younger subjective age is associated with lower C-reactive protein among older adults», *Brain, Behavior, and Immunity*, 43, 33-36, <https://doi.org/10.1016/j.bbi.2014.07.019>, enero de 2015.
4. A. Marti *et al.*, «Telómeros y calidad de la dieta», *Nutrición Hospitalaria,* 34(5), 1235-1247, <https://scielo.isciii.es/scielo.php?pid=S0212-16112017000500028&script=sci_arttext>, septiembre-octubre de 2017.
5. S. Horvath, K. Raj, «DNA methylation-based biomarkers and the epigenetic clock theory of ageing», *Nature Reviews Genetics,* 19(6), 371-384, <https://doi.org/10.1038/s41576-018-0004-3>, 11 de abril de 2018.
6. P. Alonso-Fernández, M. De la Fuente, «Marcadores inmunológicos de envejecimiento», *Revista Española de Geriatría y Gerontología,* 43(3), 167-179, mayo de 2008.
7. D. L. Duren *et al.*, «Body composition methods: comparisons and interpretation», *Journal of diabetes science and technology*, 2(6):1139-1146. DOI: <10.1177/193229680800200623>, noviembre de 2008.
8. A. Wang *et al.*, «Resting heart rate and risk of cardiovascular diseases and all-cause death: the Kailuan study», *PLoS One.*, 9(10): e110985, DOI: <10.1371/journal.pone.0110985>, 24 de octubre de 2024.

9. X. Formiguera Sala, «Circunferencia de la cintura y riesgo cardiovascular y metabólico», *Medicina Clínica,* 125(2), 59-60, <https://doi.org/10.1157/13076476>, junio de 2005.

10. B. J. Vellas *et al.*, «One-leg standing balance and functional status in a population of 512 community-living elderly persons», *Aging (Milano)*, 9(1-2):95-98, DOI: <10.1007/BF03340133>, febrero-abril de 1997.

11. F. Ayala *et al.*, «Fiabilidad y validez de las pruebas *sit-and-reach*, revisión sistemática», *Revista Andaluza de Medicina del Deporte,* 5(2), 57-66, junio de 2012.

12. A. S. Jackson, E. F. Beard, «A step test for estimating physical work capacity», *Journal of Physical Education and Recreation*, 48(3), 39-43, 1977.

13. J. Park, S. Park, «Association of handgrip strength and cardiovascular disease risk among middle-aged postmenopausal women: an analysis of the Korea national health and nutrition examination survey 2014-2019», *Vascular health and risk management*, 20:183-194, DOI: <10.2147/VHRM.S442277>, 12 de abril de 2024.

14. J. M. Casacuberta Monge *et al.*, «Correlación y validez de la prueba de velocidad de la marcha a 4 metros frente a la prueba de marcha de 6 minutos en pacientes > 65 años con insuficiencia cardiaca crónica estable en atención primaria», *Revista Española de Cardiología*, 70(9), 740-746, 2017. <https://www.revespcardiol.org/es-congreso-sec--el-congreso-de-las-enfermedades-car-51-sesion-insuficiencia-cardiaca-clinica-y-tratami-3377-correlacion-y-validez-de-la-prueba-de-ve-38398>.

15. J. Yang *et al.*, «Association between push-up exercise capacity and future cardiovascular events among active adult men», *JAMA Network Open*, 2(2):e188341, DOI: <10.1001/jamanetworkopen.2018.8341>, 1 de febrero de 2019.

«Para viajar lejos no hay mejor nave que un libro».
EMILY DICKINSON

Gracias por tu lectura de este libro.

En **penguinlibros.club** encontrarás las mejores recomendaciones de lectura.

Únete a nuestra comunidad y viaja con nosotros.

penguinlibros.club

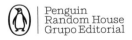

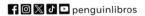 penguinlibros